现代常见病护理新进展

李玉美　等◎主编

长江出版传媒　湖北科学技术出版社

图书在版编目(ＣＩＰ)数据

现代常见病护理新进展/李玉美等主编. -- 武汉：
湖北科学技术出版社，2022.7
　ISBN 978-7-5706-2077-7

Ⅰ．①现… Ⅱ．①李… Ⅲ．①常见病-护理 Ⅳ.
①R47

中国版本图书馆CIP数据核字(2022)第103504号

责任编辑：许可　　　　　　　　　　　　　　　封面设计：胡博

出版发行:湖北科学技术出版社　　　　　　　　电话:027-87679426
地　　　址:武汉市雄楚大街268号　　　　　　　邮编:430070
　　　　　　（湖北出版文化城B座13-14层）
网．　　址:http://www.hbstp.com.cn

印　　刷:山东道克图文快印有限公司　　　　　　邮编:250000

787mm×1092mm　　1/16　　　　　　　10.75印张　　249千字
2022年7月第1版　　　　　　　　　　2022年7月第1次印刷
　　　　　　　　　　　　　　　　　　　　　定价：88.00元

前　言

　　近年来，人民群众对健康的需求不断增长，护理模式已转变为身心整体护理，这深深体现了"以患者为中心"的服务理念，护理内容、护理范畴也在延伸和拓宽，对护理工作提出了更高的要求。对护理学知识与技术的不断研究和探索，是临床医学前沿进行护理研究的主题，也是每一位护理工作者的不懈追求。为了总结护理学的发展进程，让临床护理技术进一步得到推广，使患者得到更加有效的护理，编者在参阅诸多相关书籍及文献的基础上编写了本书。

　　本书系统总结了近年来护理领域的最新成果，旨在为广大护理工作者提供更加规范的疾病护理标准。在内容编排上，首先介绍了护理学的基础理论与基本技术；然后详细阐述了临床常见病、多发病的护理常规。本书具有一定先进性和创新性，并对临床有一定指导意义，既适合各级医院的临床护理教学工作者，也适用于临床一线护理人员使用，同时可以帮助护理学院的在校学生了解临床护理新进展。

　　由于护理学内容繁多，编写时间仓促，再加上知识水平有限，书中难免存在不足之处，恳请广大读者见谅，并望批评指正。

编　者

目 录

第一章 护理学基本理论

第一节 系统理论

一、系统理论的产生

系统，作为一种思想，早在古代就已萌芽，但作为科学术语使用，还是在现代。系统论的观点起源于 20 世纪 20 年代，由美籍奥地利理论生物学家路·贝塔朗菲提出，1932—1934 年，他先后发表了《理论生物学》和《现代发展理论》，提出用数学和模型来研究生物学的方法和机体系统论概念，可视为系统论的萌芽。1937 年，贝塔朗菲第一次提出一般系统论的概念。1954 年，以贝塔朗菲为首的科学家们创办了"一般系统论学会"。1968 年，贝塔朗菲发表了《一般系统论——基础、发展与应用》。系统论主要解释了事物整体及其组成部分间的关系以及这些组成部分在整体中的相互作用。其理论框架被广泛应用到许多科学领域，如物理、工程、管理及护理等，并日益发挥重大而深远的影响。

二、系统的基本概念

（一）系统的概念

系统是由相互联系、相互依赖、相互制约、相互作用的事物和过程组成的，具有整体功能和综合行为的统一体。各种系统，尽管它的要素有多有少，具体构成千差万别，但总有两部分组成：一部分是要素的集合；另一部分是各要素间相互关系的集合。

（二）系统的基本属性

系统是多种多样的，但都具有共同的属性。

1.整体性

组成系统的每个部分都具有各自独特的功能，但这些组成部分不具有或不能代表系统总体的特性。系统整体并不是由各组成部分简单罗列和相加构成的，各部分必须相互作用、相互融合才能构成系统整体。因此，系统整体的功能大于并且不同于各组成部分的总和。

2.相关性

系统的各个要素之间都是相互联系、相互制约，若任何要素的性质或行为发生变化，都会影响其他要素，甚至系统整体的性质或行为。如人是一个系统，作为一个有机体，由生理、心理、社会文化等各部分组成，其整体生理机能又由血液循环、呼吸、消化、泌尿、神经肌肉和内分泌等不同系统和组织器官组成。当一个人神经系统受到干扰，就会影响他的消化系统、心血管系统的功能。

3.层次性

对于一个系统来说，它既是由某些要素组成，同时，它自身又是组成更大系统的一个要素。系统的层次间存在着支配与服从的关系。高层次支配低层次，决定系统的性质，低层次往往是基础结构。

4.动态性

系统是随时间的变化而变化。系统进行活动,必须通过内部各要素的相互作用,能量、信息、物质的转换,内部结构的不断调整以达到最佳功能状态。此外,系统为适应环境,维持自身的生存与发展,需要与环境进行物质、能量、信息的交流。

5.预决性

系统具有自组织、自调节能力,可通过反馈适应环境,保持系统稳态,这样就呈现某种预决性。预决性程度标志系统组织水平高低。

三、系统的分类

自然界或人类社会可存在千差万别的各种系统,可从不同角度对它们进行分类。分类方法如下。

(一)按组成系统的要素性质分类

系统可分成自然系统与人造系统。自然系统如生态系统、人体系统等;人造系统如机械系统、计算机软件系统等。自然系统与人造系统的结合,称复合系统,如医疗系统、教育系统。

(二)按组成系统的内容分类

系统可分为物质系统与概念系统。物质系统如动物、仪器等;概念系统如科学理论系统、计算机程序软件等。多数情况下,实物系统与概念系统是相互结合、密不可分的。

(三)按系统与环境的关系分类

系统可分为开放系统与封闭系统。封闭系统是指与环境间不发生相互作用的系统,即与环境没有物质、信息或能量的交换,事实上绝对的封闭系统是不存在的。与封闭系统相反,开放系统是指通过与环境间的持续相互作用,不断进行物质、能量和信息交流的系统,如生命系统、医院系统等。在开放系统中,按系统有无反馈可分为开环系统与闭环系统。没有反馈的系统称开环系统,有反馈的系统称闭环系统。

(四)按系统运动的属性分类

系统可分为动态系统与静态系统。动态系统如生物系统、生态系统;静态系统如一个建筑群、基因分析图谱等。

四、系统理论的基本原则及在护理实践中的应用

(一)整体性原则

整体性原则是系统理论最基本的原则,也是系统理论的核心。

1.从整体出发,认识、研究和处理问题

护理人员在处理患者健康问题时,要以整体为基本出发点,深入了解,把握整体,找出解决问题的有效方法。

2.注重整体与部分、部分与部分之间的相互关系

从整体着眼,从部分入手,把护理工作的重点放在系统要素的各种联系关系上。如医院的护理系统从护理部到病区助理护士,任何一个要素薄弱,都会影响医院护理的整体效应。

3.注重整体与环境的关系

整体性原则要求护理人员在护理患者时,要考虑系统对环境的适应性,通过调整人体系统

内部结构,使其适应周围环境,或是改变周围环境,使其适应系统发展的需要。

(二)优化原则

系统的优化原则是通过系统的组织和调节活动,达到系统在一定环境下最佳状态,发挥最好功能。

1.局部效应服从整体效应

系统的优化是与系统整体性紧密联系的,当系统的整体效应与局部效应不一致时,局部效应须服从整体效应。护理人员在实施计划护理中,都要善于抓主要矛盾,追求整体效应,实现护理质量、效率的最优化。

2.坚持多极优化

优化应贯穿系统运动全过程。护理人员在护理患者时,为追求最佳护理活动效果,从确定患者健康问题、确定护理目标、制订护理措施、实施护理计划、建立评价标准等都要进行优化抉择。

3.优化的绝对性与相对性相结合

优化本身的"优"是绝对的,但优化的程度是相对的。护理人员在工作中选择优化方案时,应从实际出发、科学分析、择优而从,如工作中常会遇到一些牵涉多方面的复杂病情的患者或复杂研究问题,往往会出现这方面问题解决较好,而那方面问题却未能很好解决,且难找到完善的方案。这就要在相互矛盾的需求之中,选择一个各方面都较满意的相对优化方案。

(三)模型化原则

预先设计一个与真实系统相似的模型,通过对模型的研究来描述和掌握真实系统的特征和规律的方法称模型化。在模型化过程中须遵循的原则称模型化原则。在护理研究领域中应用的模型有多种,如形态上可分为具体模型与抽象模型。从性质上可分为结构模型与功能模型。在设计模型进行护理研究时,必须遵循模型化原则。模型化原则有以下 3 个方面。

1.相似性原则

模型必须与原型相似,这样建立的模型才能真正反映原型的某些属性、特征和运动规律。

2.简化原则

模型既应真实,又应是原型的简化,如无简化性,模型就失去它存在的意义。

3.客观性原则

任何模型总是真实系统某一方面的属性、特征、规律性的模仿,因此建模时,要以原型作为检验模型的真实性客观依据。

第二节　需要理论

一、需要概述

每个人都有一些基本的需要,包括生理的、心理的和社会的。这些需要的满足使人类得以生存和繁衍发展。

(一)需要的概念

需要是人脑对生理与社会要求的反应。人类的基本需要具有共性,在不同年代、不同地区或不同人群,为了自身与社会的生存与发展,必须对一定的事物产生需求,例如食物、睡眠、情爱、交往等,这些需求反映在个体的头脑中,就形成了他的需要。当个体的需要得到满足时,就处于一种平衡状态,这种平衡状态有助于个体保持健康。反之,当个体的需要得不到满足时,个体则可能陷入紧张、焦虑、愤怒等负性情绪中,严重者可导致疾病的发生。

(二)需要的特征

1.需要的对象性

人的任何需要都是指向一定对象的。这种对象既可以是物质性的,也可以是精神性的。无论是物质性的还是精神性的需要,都须有一定的外部物质条件才可获得满足。

2.需要的发展性

需要是个体生存发展的必要条件,如婴儿期的主要需要是生理需要,少年期则产生了尊重的需要。

3.需要的无限性

需要不会因暂时满足而终止,当某些需要满足后,还可产生新的需要,新的需要就会促使人们去从事新的满足需要的活动。

4.需要的社会历史制约性

人的各种需要的产生及满足均可受到所处环境条件与社会发展水平的制约。

5.需要的独特性

人与人之间的需要既有相同,也有不同,其需要的独特性是个体的遗传因素、环境因素所决定。在临床工作中,护理人员应细心观察患者需要的独特性,及时给予合理的满足。

(三)需要的分类

常见的分类有两种。

1.按需要的起源分类

需要可分生理性需要与社会化需要。生理性需要如饮食、排泄等;社会性需要如劳动、娱乐、交往等。生理性需要主要作用是维持机体代谢平衡;社会性需要的主要作用是维持个体心理与精神的平衡。

2.按需要的对象分类

需要可分物质需要与精神需要。物质需要如衣、食、住、行等;精神需要如认识的需要、交往的需要等。物质需要既包括生理性需要,也包括社会性需要;精神需要是指个体对精神文化方面的要求。

(四)需要的作用

需要是个体从事活动的基本动力,是个体行为积极性的源泉。根据需要的作用,护理人员在护理患者时,既要满足患者的基本需要,又要激发患者依靠自己的力量恢复健康的需要。

二、需要层次理论

许多哲学家和心理学家试图将人的需要这一概念发展成理论,并用以解释人的行为。心理学家亚伯拉罕·马斯洛于1943年提出了人类基本需要层次论,这一理论已被广泛应用于心理学、社会学和护理学等许多学科领域。

(一)需要层次论的主要内容

马斯洛将人类的基本需要分为 5 个层次,并按照先后次序,由低向高依次排列,包括生理的需要、安全的需要、爱与归属的需要、尊敬的需要和自我实现的需要。

1.生理的需要

生理的需要是人类最基本的需要,包括食物、空气、水、温度(衣服和住所)、排泄、休息和避免疼痛。

2.安全的需要

人需要一个安全、有秩序、可预知、有组织的世界,以使其感到有所依靠,不被意外的、危险的事情所困扰,即包括安全、保障、受到保护以及没有焦虑和恐惧。

3.爱与归属的需要

人渴望归属于某一群体并参与群体的活动和交往,希望在群体或家庭中有一个适当的位置,并与他人有深厚的情感,即包括爱他人、被爱和有所归属,以免遭受遗弃、拒绝、举目无亲等痛苦。

4.尊敬的需要

尊敬的需要是个体对自己的尊严和价值的追求,包括自尊和被尊敬两个方面。尊敬需要的满足可使人感到自己有价值、有能力、有力量和必不可少,使人产生自信心。

5.自我实现的需要

自我实现的需要是指一个人要充分发挥自己才能与潜力的要求,是力求实现自己可能之事的要求。

马斯洛在晚年时,又把人的需要概括为三大层次:基本需要、心理需要和自我实现需要。

(二)各需要层次之间的关系

马斯洛不仅将人的需要按照不同层次进行了划分,而且十分强调各层次之间的关系。他指出如下几点。

(1)必须首先满足较低层次的需要,然后再考虑满足较高层次的需要。生理需求是最低层次的,也是最重要的,人在最基本的生理需要满足后,才得以维持生命。

(2)通常一个层次的需要被满足后,更高一层的需要才会出现,并逐渐明显和强烈。例如,人的生理需要得到满足后,会争取满足安全的需要;同样,在安全的需要满足之后,才会提出爱和更高层次的需要。但是,有些人在追求满足不同层次的需要时会出现重叠,甚至颠倒。例如,有的科研工作者为探求科学真理(自我实现),不顾试验场所可能存在危害生命的因素(安全的需要);有的运动员为夺冠军,为祖国争光(自我实现),不考虑自己可能会受伤甚至致残(生理和安全的需要),也要勇往直前。

(3)维持生存所必需的低层次需要是要求立即和持续予以满足的,如氧气;越高层次的需要越可被较长久地延后,如性的需要、尊敬的需要等。但是,这些可被暂时延缓或在不同时期有所变化的需要是始终存在的,不可被忽视。

(4)人们满足较低层次需要的活动基本相同,如对氧的需要,都是通过呼吸运动来满足。而越是高层次的需要越为人类所特有,人们采用的满足方式越具有差异性,如满足自我实现的需要时,作家从事写作,科学家做研究,运动员参加竞赛等。同时,低层次需要比高层次需要更易确认、更易观测、更有限度,如人只吃有限的食物,而友爱、尊重和自我实现需要的满足则是无限的。

(5)随着需要层次向高层次移动,各种需要满足的意义对每个人来说越具有差异性。这是受个人的愿望、社会文化背景以及身心发展水平所决定的。例如,有的人对有一个稳定的职业、受他人尊敬的职位就很满意了,而有的人还要继续学习,获得更高的学位,不断改革和创新。

(6)各需要层次之间可相互影响。例如,有些较高层次需要并非生存所必需,但它能促进生理机能更旺盛,使人的健康状态更佳、生活质量更高,如果不被满足,会引起焦虑、恐惧、抑郁等情绪,导致疾病发生,甚至危及生命。

(7)人的需要满足程度与健康成正比。当所有的需要被满足后,就可达到最佳的健康状态。反之,基本需要的满足遭受破坏,会导致疾病。人若生活在高层次需要被满足的基础上,就意味着有更好的食欲和睡眠、更少的疾病、更好的心理健康和更长的寿命。

(三)需要层次论对护理的意义

需要层次论为护理学提供了理论框架,它是护理程序的理论基础,可指导护理实践有效进行。

(1)帮助护理人员识别患者未满足的需要的性质,以及对患者所造成的影响。

(2)帮助护理人员根据需要层次和优势需要,确定需要优先解决的健康问题。

(3)帮助护理人员观察、判断患者未感觉到或未意识到的需要,给予满足,以达到预防疾病的目的。

(4)帮助护理人员对患者的需要进行科学指导,合理调整需要间关系,消除焦虑与压力。

三、影响需要满足的因素

当人的需要大部分被满足时,人就能处于一种相对平衡的健康状态。反之,会造成机体环境的失衡,导致疾病的发生。因此,了解可能引起人的需要满足的障碍因素十分必要。

(一)生理的障碍

生理的障碍包括生病、疲劳、疼痛、躯体活动有障碍等,如因腹泻而影响水、电解质的平衡以及食物摄入的需要。

(二)心理的障碍

人处于焦虑、恐惧、愤怒、兴奋或抑郁等状态时会影响基本需要的满足,如引起食欲改变、失眠、精力不集中等。

(三)认知的障碍和知识缺乏

人要满足自身的基本需要是要具备相关知识的,如营养知识、体育锻炼知识和安全知识等。人的认知水平较低时会影响对有关信息的接受、理解和应用。

(四)能力障碍

一个人具备多方面能力,如交往能力、动手能力、创造能力等。当个体某方面能力较差,就会导致相应的需要难以满足。

（五）性格障碍

一个人性格与他的需要产生与满足有密切关系。

（六）环境的障碍

如空气污染、光线不足、通风不良、温度不适宜、噪音等都会影响某些需要的满足。

（七）社会的障碍

缺乏有效的沟通技巧、社交能力差、人际关系紧张、与亲人分离等会导致缺乏归属感和爱，也可影响其他需要的满足。

（八）物质的障碍

需要的满足需要一定的物质条件，当物质条件不具备时，以这些条件为支撑的需要就无法满足。如生理需要的满足需要食物、水；自我实现的需要的满足需要书籍、实验设备等。

（九）文化的障碍

如地域习俗的影响、信仰、观念的不同、教育的差别等，都会影响某些需要的满足。

四、患者的基本需要

一个人在健康状态下能够由自己来满足各类需要，但在患病时，情况就发生了变化，许多需要不能自行满足。这就需要护理人员作为一种外在的支持力量，帮助患者满足需要。

（一）生理的需要

1.氧气

缺氧、呼吸道阻塞、呼吸道感染等。

2.水

脱水、水肿、电解质紊乱、酸碱失衡。

3.营养

肥胖、消瘦、各种营养缺乏、不同疾病（如糖尿病、肾脏疾病）的特殊饮食需要。

4.体温

过高、过低、失调。

5.排泄

便秘、腹泻、大小便失禁等。

6.休息和睡眠

疲劳、各种睡眠形态紊乱。

7.避免疼痛

各种类型的疼痛。

（二）刺激的需要

患者在患病的急性期，对刺激的需要往往不很明显，当处于恢复期时，此需要的满足日趋重要。如长期卧床的患者，如果他心理上刺激的需要、生活上活动的需要不满足，那就意味着其心理上、生理上都在退化。因此，卧床患者需要翻身、肢体活动，以减轻或避免皮肤受损、肌肉萎缩等。

长期单调的生活不但引起体力衰退、情绪低落，智力也会受到影响。故应注意环境的美化，安排适当的社交和娱乐活动。长期住院的患者更应注意满足刺激的需要，如布置优美、具有健康教育性的住院环境,病友之间的交流和娱乐等。

(三)安全的需要

患病时由于环境的变化、舒适感的改变,安全感会明显降低,如担心自己的健康没有保障;寂寞和无助感;怕被人遗忘和得不到良好的治疗和护理;对各种检查和治疗产生恐惧和疑虑;对医护人员的技术不信任;担心经济负担问题等。具体护理内容包括以下两点。

1.避免身体伤害

应注意防止发生意外,如地板过滑、床位过高或没有护栏、病室内噪音、院内交叉感染等均会对患者造成伤害。

2.避免心理威胁

应进行入院介绍和健康教育,增强患者自信心和安全感,使患者对医护人员产生信任感和可信赖感,促进治疗和康复。

(四)爱与归属的需要

患病住院期间,由于与亲人的分离和生活方式的变化,这种需要的满足受到影响,就变得更加强烈,患者常常希望得到亲人、朋友和周围人的亲切关怀、理解和支持。护理人员要通过细微、全面的护理,与患者建立良好的护患关系,允许家属探视,鼓励亲人参与护理患者的活动,帮助患者之间建立友谊。

(五)自尊与被尊敬的需要

在爱和所属的需要被满足后,患者也会感到被尊敬和被重视,因而这两种需要是相关的。患病会影响自尊需要的满足,患者会觉得因生病而失去自身价值或成为他人的负担,护理人员在与患者交往中,始终保持尊重的态度、礼貌的举止。

注意帮助患者感到自己是重要的、是被他人接受的,如礼貌称呼患者的名字,而不是床号;初次与患者见面时,护士应介绍自己的名字;重视、听取患者的意见;让患者做力所能及的事,使患者感到自身的价值。

在进行护理操作时,应注意尊重患者的隐私,减少暴露;为患者保密;理解和尊重患者的个人习惯、价值观、宗教信仰等,不要把护士自己的观念强加给患者,以增加其自尊和被尊感。

(六)自我实现的需要

个体在患病期间最受影响而且最难满足的需要是自我实现的需要。特别是有严重的能力丧失时,如失明、耳聋、失语、瘫痪、截肢等对人的打击更大。但是,疾病也会对某些人的成长起到促进作用,从而对自我实现有所帮助。此需要的满足因人而异,护理的功能是切实保证低层次需要的满足,使患者意识到自己有能力、有潜力,并加强学习,为自我实现创造条件。

五、满足患者需要的方式

护理人员满足患者需要的方式有3种。

(一)直接满足患者的需要

对于暂时或永久丧失自我满足某方面需要能力的患者,护理人员应采取有效措施来满足患者的基本需要,以减轻痛苦,维持生存。

(二)协助患者满足需要

对于具有或恢复一定自我满足需要能力的患者,护理人员应有针对性地给予必要的帮助和支持,提高患者自护能力,促进早日康复。

(三)间接满足患者的需要

可通过卫生宣教、健康咨询等多种形式为护理对象提供卫生保健知识,避免健康问题的发生或恶化。

第三节 自理理论

奥瑞姆(Dorothea.Elizabeth.Orem)是美国著名的护理理论学家之一。她在长期的临床护理、教育和护理管理以及研究中,形成和完善了自理模式(Orem's self-care model)。强调护理的最终目标是恢复和增强人的自护能力,对护理实践有着重要的指导作用。

一、自理理论概述

奥瑞姆的自理模式主要包括自理理论、自理缺陷理论和护理系统理论。

(一)自理理论

每个人都有自理需要,而且因不同的健康状况和生长发育的阶段而不同。自理理论包括自我护理、自理能力、自理的主体、治疗性自理需要和自理需要等五个主要概念。

(1)自我护理是个体为维持自身的结构完整和功能正常,维持正常的生长发育过程,所采取的一系列自发的调节行为。人的自我护理活动是连续的、有意义的。完成自我护理活动需要智慧、经验和他人的指导与帮助。正常成人一般可以进行自我护理活动,但是婴幼儿和那些不能完全自我护理的成人则需要不同程度的帮助。

(2)自理能力是指人进行自我护理活动的能力,也就是从事自我照顾的能力。自理能力是人为了维护和促进健康及身心发展进行自理的能力,是一个趋于成熟或已成熟的人的综合能力。人为了维持其整体功能正常,根据生长发育的特点和健康状况,确定并详细叙述自理需要,进行相应的自理行为,满足其特殊需要,比如人有预防疾病和避免损伤的需要,在患病或受损伤后,有减轻疾病或损伤对身心损害的需要。奥瑞姆认为自理能力包括10个主要方面:①重视和警惕危害因素的能力:关注身心健康,有能力对危害健康的因素引起重视,建立自理的生活方式。②控制和利用体能的能力:人往往有足够的能量进行工作和日常生活,但疾病会不同程度地降低此能力,患病时人会感到乏力,无足够的能量进行肢体活动。③控制体位的能力:当感到不适时,有改变体位或减轻不适的能力。④认识疾病和预防复发的能力:患者知道引发疾病的原因、过程、治疗方法以及预后,有能力采取与疾病康复和预防复发相关的自理行为,如改善或调整原有的生活方式,避免诱发因素、遵医嘱服药等。⑤动机:是指对疾病的态度。若积极对待疾病,患者有避免各种危险因素的意向或对恢复工作回归社会有信心等。⑥对健康问题的判断能力:当身体健康出现问题时,能做出决定,及时就医。⑦学习和运用与疾病治疗和康复相关的知识和技能的能力。⑧与医护人员有效沟通,配合各项治疗和护理的能力。⑨安排自我照顾行为的能力,能解释自理活动的内容和益处,并合理安排自理活动。⑩从个人、家庭和社会各方面,寻求支持和帮助的能力。

(3)自理的主体:是指完成自我护理活动的人。在正常情况下,成人的自理主体是本身,但是儿童、患者或残疾人等的自理主体部分是自己、部分为健康服务者或是健康照顾者如护士等。

(4)治疗性自理需要:指在特定时间内,以有效的方式进行一系列相关行为以满足自理需要,包括一般生长发育的和健康不佳时的自理需要。

(5)自理需要:为了满足自理需要而采取的所有活动,包括一般的自理需要,成长发展的自理需要和健康不佳的自理需要。

一般的自理需求:与生命过程和维持人体结构和功能的整体性相关联的需求:①摄取足够的空气、水和食物。②提供与排泄有关的照料。③维持活动与休息的平衡。④维持孤独及社会交往的平衡。⑤避免对生命和健康有害因素。⑥按正常规律发展。

发展的自理需求:与人的成长发展相关的需求;不同的发展时期有不同的需求;有预防和处理在成长过程中遇到不利情况的需求。

健康不佳时的自理需求:个体在身体结构和功能、行为和日常生活习惯发生变化时出现的自理需求。包括:①及时得到治疗。②发现和照顾疾病造成的影响。③有效地执行诊断、治疗和康复方法。④发现和照顾因医护措施引起的不适和不良反应。⑤接受并适应患病的事实。⑥学习新的生活方式。

(6)基本条件因素:反映个体特征及生活状况的一些因素包括:年龄、健康状况、发展水平、社会文化背景、健康照顾系统、家庭、生活方式、环境和资源等。

(二)自理缺陷理论

自理缺陷是奥瑞姆理论的核心,是指人在满足其自理需要方面,在质或量上出现不足。当自理需要小于或等于自理主体的自理能力时,人就能进行自理活动。当自理主体的自理能力小于自理需要时,就会出现自理缺陷。这种现象可以是现存的,也可以是潜在的。自理缺陷包括两种情况:当自理能力无法全部满足治疗性自理需求时,即出现自理缺陷;另一种是照顾者的自理能力无法满足被照顾者的自理需要。自理缺陷是护理工作的重心,护理人员应与患者及其家属进行有效沟通,保持良好的护患关系,以确定如何帮助患者,与其他医疗保健专业人士和社会教育性服务机构配合,形成一个帮助性整体,为患者及其家属提供直接帮助。

(三)护理系统理论

护理系统是在人出现自理缺陷时护理活动的体现,是依据患者的自理需要和自理主体的自理能力制订的。

护理力量是受过专业教育或培训的护士所具有的护理能力。既了解患者的自理需求及自理力量,并做出行动、帮助患者,通过执行或提高患者的自理力量来满足治疗性自理需求。

护理系统也是护士在护理实践中产生的动态的行为系统,奥瑞姆将其分为三个系统:即全补偿护理系统、部分补偿系统、辅助教育系统。各护理系统的适用范围、护士和患者在各系统中所承担的职责如下所述。

1.全补偿护理系统

患者没有能力进行自理活动;患者神志和体力上均没有能力;神志清楚,知道自己的自理需求,但体力上不能完成;体力上具备,但存在精神障碍无法对自己的自理需求做出判断和决定,对于这些患者需要护理给予全面的帮助。

2.部分补偿护理系统

这是满足治疗性自理需求,既需要护士提供护理照顾,也需要患者采取自理行动。

3.辅助—教育系统

患者能够完成自理活动,同时也要求其完成;需要学习才能完成自理,没有帮助就不能完成。护士通过对患者提供教育、支持、指导,提高患者的自理能力。

这三个系统类似于我国临床护理中一直沿用至今的分级护理制度,即特级和一级护理、二级护理和三级护理。

奥瑞姆理论的特征:其理论结构比较完善而有新意;相对简单而且易于推广;奥瑞姆的理论与其他已被证实的理论、法律和原则也是一致的;奥瑞姆还强调了护理的艺术性以及护士应具有的素质和技术。

二、自理理论在护理实践中的应用

奥瑞姆的自理理论被广泛应用在护理实践中,她将自理理论与护理程序有机地联系在一起,通过设计好的评估方法和工具评估患者的自理能力及自理缺陷,以帮助患者更好地达到自理。她将护理程序分为以下 3 步。

(一)评估患者的自理能力和自理需要

在这一步中,护士可以通过收集资料来确定病种存在哪些自理缺陷以及引起自理缺陷的原因,评估患者的自理能力与自理需要,从而确定患者是否需要护理帮助。

1.收集资料

护士收集的资料包括患者的健康状况,患者对自身健康的认识,医生对患者健康的意见,患者的自理能力,患者的自理需要等。

2.分析与判断

在收集自理能力资料的基础上,确定以下问题:①患者的治疗性自理需要是什么。②为满足患者的治疗性自理需求,其在自理方面存在的缺陷有哪些。③如果有缺陷,由什么原因引起的。④患者在完成自理活动时具备的能力有哪些。⑤在未来一段时间内,患者参与自理时具备哪些潜在能力,如何制订护理目标。

(二)设计合适的护理系统

根据患者的自理需要和能力,在完全补偿系统、部分补偿系统和支持—教育系统中选择一个合适的护理系统,并依据患者智力性自理需求的内容制订出详细的护理计划,给患者提供生理和心理支持及适于个人发展的环境,明确护士和患者的角色功能,以达到促进健康、恢复健康、提高自理能力的目的。

(三)实施护理措施

根据护理计划提供适当的护理措施,帮助和协调患者恢复和提高自理能力,满足患者的自理需求。

第四节　健康系统理论

贝蒂·纽曼(Betty Neuman)1970 年提出了健康系统模式,后经两年的完善于 1972 年在《护理研究》杂志上发表了"纽曼健康系统模式"一文。经过多次修改,于 1988 年再版的《纽曼系统模式在护理教育与实践中的应用》完善地阐述了纽曼的护理观点,并被广泛地应用于临床护理及社区护理实践中。

一、健康系统理论概述

纽曼健康系统模式主要以格式塔特心理学为基础,并应用了贝塔朗菲的系统理论,席尔(Selye)压力与适应理论及凯普兰(Caplan)三级预防理论。

主要概念如下。

(一)个体

个体是指个体的人,也可为家庭、群体或社区。是与环境持续互动的开放系统。称为服务对象系统。

1.正常防御线

正常防御线是指每个个体经过一定时间逐渐形成的对外界反应的正常范围,即通常的健康/稳定状态。是由生理的、心理的、社会文化的、发展的、精神的技能所组成,用来对付应激源的。这条防御线是动态的,与个体随时需要保持稳定有关。一旦压力源入侵正常防线,个体发生压力反应,表现为稳定性减低和产生疾病。

2.抵抗线

抵抗线是防御应激源的一些内部因素,其功能是使个体稳定并恢复到健康状态(正常防御线)。是保护基本结构,并且当环境中的应激源侵入或破坏正常防御线时,抵抗线被激活,例如:免疫机制,如果抵抗线的作用(反应)是有效的,系统可以重建;但如果抵抗线的作用(反应)是无效的,其结果是能量耗尽,系统灭亡。

3.弹性防御线

为外层的虚线,也是动态的,能在短期内迅速发生变化。当环境施加压力时,它是正常防御线的缓冲剂,而当环境给以支持并有助于成长和发展时,它是正常防御线的过滤器。其功能会因一些变化如失眠、营养不良或其他日常生活变化而降低。

当这个防御线的弹性作用不能再保护个体对抗应激源时,应激源就会破坏正常防御线而导致疾病。当弹性防御线与正常防御线之间的距离增加,表明系统保障程度增强。

以上 3 种防御机制,既有先天赋予的,又有后天习得的,抵抗效能取决于心理、生理、社会文化、生长发育、精神等五个变量的相互作用。3 条防御线的相互关系是:弹性防御线保护正常防御线,抵抗线保护基本结构。当个体遇到压力源时,弹性防御线首先激活以防止压力源入侵。若弹性防御线抵抗不消,压力源侵入正常防御线,人体发生反应,出现症状。此时,抵抗线被激活。当抵抗有效,个体又恢复到正常防御线未遭受入侵时的健康状态。

（二）应激源

纽曼将应激源定义为能够产生紧张及潜在地引起系统失衡的刺激。系统需要应对一个或多个刺激。纽曼系统模式中强调的是确定应激源的类型、本质和强度。

1.个体外的

这是发生在个体以外的力量。如失业，是受同事是否接受（社会文化力量）、个人对失业的感受（心理的）以及完成工作的能力（生理的、发展的、心理的）所影响。

2.个体间的

发生在一个或多个个体之间的力量。如夫妻关系，常受不同地区和时代（社会文化）、双方的年龄和发展水平（生理和发展的）和对夫妻的角色感觉和期望（心理的）所影响。

3.个体内的

发生在个体内部的力量。如生气，是一种个体内部力量，其表达方式是受年龄（发展的）、体力（生理的）、同伴们的接受情况（社会文化的）以及既往应对生气的经历（心理的）所影响。

应激源可以对此个体有害，但对另一个体无害。因而仔细评估应激源的数量、强度、相持时间的长度以及对该系统的意义和既往的应对能力等，对护理干预是非常重要的。

（三）反应

纽曼认为保健人员应根据个体对应激源反应情况进行以下不同的干预。

1.初级预防

初级预防是指在只有怀疑有或已确定有应激源而尚未发生反应的情况下就开始进行的干预。初级预防的目的是预防应激源侵入正常防御线或通过减少与应激源相遇的可能性，和增强防御线来降低反应的程度。如减轻空气污染、预防免疫注射等。

2.二级预防

如果反应已发生，干预就从二级预防开始。主要是早期发现病例、早期治疗症状以增强内部抵抗线来减少反应。如进行各种治疗和护理。

3.三级预防

是指在上述治疗计划后，已出现重建和相当程度的稳定时进行的干预。其目的是通过增强抵抗线维持其适应性以防止复发。如进行患者教育，提供康复条件等。

二、纽曼系统模式在护理中的应用

纽曼系统模式自正式发表以来得到了护理学术界的一致认同，已被广泛用于护理教育、科研和临床护理实践中。

纽曼系统模式的整体观、三级预防概念以及于个人、家庭、群体、社区护理的广泛适应性，为中专、大专、本科、硕士等不同层次护理专业学生的培养提供了有效的概念框架。除了用于课程设置，此系统模式还可作为理论框架设计护理评估、干预措施和评价工具供学生在临床实习使用，且具有可操作性。

在护理科研方面，纽曼系统模式既已用于指导对相关护理现象的定性研究又已作为对不同服务对象预防性干预效果的定量研究理论框架，而此方面报道最多的是应用纽曼系统模式改善面对特定生理、心理、社会、环境性压力源患者的护理效果研究。

在临床护理实践方面，大量文献报道，纽曼系统模式可用于从新生儿到老年处于不同生长发育阶段人的护理。它不仅在精神科使用,也在内外科、重症监护室、急诊、康复病房、老年护理院等使用。纽曼系统模式已被用于对多种患者的护理,如慢性阻塞性肺病、多发性硬化、高血压、肾脏疾病、癌症、急慢性脊髓损伤、矫形整容手术等患者,甚至也用于对艾滋病和一些病情非常危重复杂的患者,如多器官衰竭、心肌梗死患者的护理。

第五节　应激与适应理论

一、应激及其相关内容

(一)应激

应激,又称压力或紧张,是指内、外环境中的刺激物作用于个体而使个体产生的一种身心紧张状态。应激可降低个体的抵抗力、判断力和决策力,例如面对突如其来的意外事件或长期处于应激状态,可影响个体的健康甚至致病;但应激也可促使个体积极寻找应对方法、解决问题,如面临高考时紧张复习、护士护理患者时遇到疑难问题设法查阅资料、请教他人等。人在生活中随时会受到各种刺激物的影响,因此应激贯穿于人的一生。

(二)应激原

又称压力原或紧张原,任何对个体内环境的平衡造成威胁的因素都称为应激原。应激原可引起应激反应,但并非所有的应激原对人体均产生同样程度的反应。常见的应激原分为以下3类。

1.一般性应激原

(1)生物性:各种细菌、病毒、寄生虫等。

(2)物理性:温度、空气、声、光、电、外力、放射线等。

(3)化学性:酸、碱、化学药品等。

2.生理病理性应激原

(1)正常的生理功能变化:如月经期、妊娠期、更年期,或基本需要没有得到满足,如饮食、性欲、活动等。

(2)病理性变化:各种疾病引起的改变,如缺氧、疼痛、电解质紊乱、乏力等,以及手术、外伤等。

3.心理—社会性应激原

(1)一般性社会因素:如生离死别、搬迁、旅行、人际关系纠葛及角色改变,如结婚、生育、毕业等。

(2)灾难性社会因素:如地震、水灾、战争、社会动荡等。

(3)心理因素:如应付考试、参加竞赛、理想自我与现实自我冲突等。

(三)应激反应

应激反应是对应激原的反应,可分为两大类。

1.生理反应

应激状态下身体主要器官系统产生的反应包括心率加快、血压增高、呼吸深快、恶心、呕吐、腹泻、尿频、血糖增加、伤口愈合延迟等。

2.心理反应

如焦虑、抑郁，使用否认、压抑等心理防卫机制等。

一般来说，生理和心理反应经常是同时出现的，因为身心是持续互相作用的。应激状态下出现的应激反应常具有以下规律：①一个应激原可引起多种应激反应的出现，如当贵重物品被窃后，个体可能出现心悸、头晕，同时感觉愤怒、绝望，此时，头脑混乱无法做出正确决定。②多种应激原可引起同一种应激反应。③对极端的应激原如灾难性事件，大部分人都会以类似的方式反应。

二、有关应激学说

汉斯·塞尔耶是加拿大的生理学家和内分泌学家，也是最早研究应激的学者之一。早在1950年，塞尔耶在《应激》一书中就阐述了他的应激学说。他的一般理论对全世界的应激研究产生了影响。他认为应激是身体对任何需要做出的非特异性反应，例如，不论个人是处于精神紧张、外伤、感染、冷热、X光线侵害等任何情况下，身体都要发生反应，而这些反应是非特异性的。

塞尔耶还认为，当个体面对威胁时，无论是什么性质的威胁，体内都会产生相同的反应群，他称之为全身适应综合征（GAS），并提出这些症状都是通过神经内分泌途径产生的。

全身适应综合征解释了为什么不同的应激原可以产生相同的应激反应，尤其是生理应激的反应。此外，塞尔耶还提出了局部适应综合征（LAS）的概念，即机体对应激原产生的局部反应，这些反应常发生在某一器官或区域，如局部的炎症、血小板聚集、组织修复等。

无论 GAS 还是 LAS，塞尔耶认为都可以分为 3 个独立的阶段。

（一）警报反应期

这是应激原作用于身体的直接反应。应激原作用于人体，开始抵抗力下降，如果应激原过强，可致抵抗力进一步下降而引起死亡。但绝大多数情况下，机体开始防御，如激活体内复杂的神经内分泌系统功能，使抵抗水平上升，并常常高于机体正常抵抗水平。

（二）抵抗期

若应激原仍然存在，机体将保持高于正常的抵抗水平与应激原抗衡。此时机体也处于对应激适应的阶段。当机体成功地适应了应激之后，GAS 将在此期结束，机体的抵抗力也将由原有的水平有所提高。相反则由此期进入衰竭期。

（三）衰竭期

发生在应激原强烈或长期存在时，机体所有的适应性资源和能力被耗失殆尽，抵抗水平下降。表现为体重减轻，肾上腺增大，随后衰竭，淋巴结增大，淋巴系统功能紊乱，激素分泌先增加后衰竭。这时若没有外部力量如治疗、护理的帮助，机体将产生疾病甚至死亡。

由此可见，为防止应激原作用于机体产生衰竭期的后果，运用内部或外部力量及时去除应激原、调整应激原的作用强度，保护和提高机体的抵抗水平是非常重要的。

塞尔耶认为，不仅 GAS 分为以上三期，MS 也具有这样三期的特点，只是当 LAS 的衰竭期发生时，全身适应综合征的反应将开始被激活和唤起。

三、适应与应对

(一)适应

适应是指应激原作用于机体后,机体为保持内环境的平衡而做出改变的过程。适应是生物体区别于非生物体的特征之一,而人类的适应又比其他生物更为复杂。适应是生物体调整自己以适应环境的能力,或促使生物体更能适于生存的一个过程。适应性是生命的最卓越特性,是内环境平衡和对抗应激的基础。

(二)应对

即个体对抗应激原的手段。它具有两方面的功能:一个是改变个体行为或环境条件来对抗应激原,另一个是通过应对调节自身的情绪情感并维持内环境的稳定。

(三)适应的层次

人的适应层次不同于其他生物体,除生理层次的适应外,还有心理、社会文化、知识技术层次的适应。

1.生理层次

生理适应是指发生在体内的代偿性变化。如一个从事脑力劳动的人进行跑步锻炼,开始会感到肌肉酸痛、心跳加快,但坚持一段时间后,这些感觉就会逐渐消失,这是由于体内的器官慢慢地增加了强度和功效,适应了跑步对身体所增加的需求。

2.心理层次

心理适应是指当人们经受心理应激时,如何调整自己的态度去认识情况和处理情况。如癌症患者平静接受自己的病情,并积极配合治疗。

3.社会文化层次

社会适应是调整个人的行为,使之与各种不同群体,如家庭、专业集体、社会集团等信念、习俗及规范相协调。如遵守家规、校规、院规。

4.知识技术层次

知识技术层次是指对日常生活或工作中涉及的知识及使用的设备、技术的适应。例如电脑时代年轻人应学会使用电脑,护士能够掌握使用先进监护设备、护理技术的方法等。

(四)适应的特性

所有的适应机制,无论是生理的、心理的、文化的或技术的,都有共同特性。

(1)所有的适应机制都是为了维持最佳的身心状态,即内环境的平衡和稳定。

(2)适应是一种全身性的反应过程,可同时包括生理、心理、社会文化甚至技术各个层次。如护士学生在病房实习时,不仅要有充足的体力和心理上的准备,还应掌握足够的专业知识和操作技能,遵守医院、病房的规章制度,并与医生、护士、患者和其他同学做好沟通工作。

(3)适应是有一定限度的,这个限度是由个体的遗传因素如身体条件、才智及情绪的稳定性决定的。如人对冷热不可能无限制地耐受。

(4)适应与时间有关,应激源来得越突然,个体越难以适应;相反,时间越充分,个体越有可能调动更多的应对资源抵抗应激原,适应得就越好,如急性失血时,易发生休克,而慢性失血则可以适应,一般不发生休克。

(5)适应能力有个体差异,这与个人的性格、素质、经历、防卫机能的使用有关。比较灵活和有经验的人,能及时对应激原做出反应,也会应用多种防卫机制,因而比较容易适应环境而生存。

（6）适应机能本身也具有应激性。如许多药物在帮助个体对付原有疾病时，药物产生的不良反应又成为新的应激原给个体带来危害。

（五）应对方式

面对应激原个体所使用的应对方式、策略或技巧是多种多样的。常用的应对方式如下。

1.去除应激原

避免机体与应激原的接触，如避免食用引起变态反应的食物，远离过热、过吵及不良气味的地方等。

2.增加对应激的抵抗力

适当的营养、运动、休息、睡眠，戒烟、酒，接受免疫接种，定期做疾病筛查等，以便更有效地抵抗应激原。

3.运用心理防卫机能

心理上的防卫能力决定于过去的经验、所受的教育、社会支持系统、智力水平、生活方式、经济状况以及出现焦虑的倾向等。此外，坚强度也应作为对抗应激原的一种人格特征。因为一个坚强而刻苦耐劳的人相信：人生是有意义的；人可以影响环境；变化是一种挑战。这种人在任何困境下都能知难而进，尽快适应。人的一生都在学习新的应对方法，以对抗和征服应激原。

4.采用缓解紧张的方法

缓解紧张的方法包括：①身体运动，可使注意力从担心的事情上分散开来而减轻焦虑。②按摩。③松弛术。④幽默等。

5.寻求支持系统的帮助

一个人的支持系统是由那些能给予他物质上或精神上帮助的人组成的，常包括其家人、朋友、同事、邻居等，此外，曾有过与其相似经历并很好应对过的人，也是支持系统中的重要成员。当个体处于应激状态时，非常需要有人与他一起分担困难和忧愁，共同讨论解决问题的良策，支持系统在对应激的抵抗中起到了强有力的缓冲剂的作用。

6.寻求专业性帮助

专业性帮助包括医生、护士、理疗师、心理医生等专业人员的帮助。人一旦患有身心疾病，就必须及时寻找医护人员的帮助。由医护人员提供针对性的治疗和护理，如药物治疗、心理治疗、物理疗法等，并给予必要的健康咨询和教育来提高患者的应对能力，以利于疾病的痊愈。

四、应激与适应在护理中的应用

应激原作用于个体，使其处于应激状态时，个体会选择和采取一系列的应对方法对应激进行适应。若适应成功则机体达到内环境的平衡；适应失败，会导致机体产生疾病。为帮助患者提高应对能力，维持身心平衡，护理人员应协助住院患者减轻应激反应，措施如下。

（1）评估患者所受应激的程度、持续时间、过去个体应激的经验等。

（2）分析患者的具体情况，协助患者找出应激原。

（3）安排适宜的住院环境。减少不良环境因素对患者的影响。

（4）协助患者适应实际的健康状况，应对可能出现的心理问题。

（5）协助患者建立良好的人际关系，并与家属合作减轻患者的陌生、孤独感。

第二章 常见护理操作技术

第一节 经口鼻吸痰

一、目的

清除患者呼吸道分泌物,保持呼吸道通畅。

二、评估

(一)评估患者

(1)两人核对医嘱。

(2)核对患者床号、姓名、病历号和腕带(请患者自己说出床号和姓名)。

(3)评估患者病情、意识状态和合作程度。

(4)评估患者的呼吸状况、吸氧流量及口、鼻腔情况。

(5)评估患者呼吸道分泌物的量、黏稠度、部位。

(6)评估患者肺部:戴好听诊器,暴露患者胸部。①听诊部位:肺尖部位于锁骨中线第2肋间,肺中部位于腋前线第4肋间,肺底部位于腋中线第8肋间。②听诊顺序:从上到下,左右对称,每一部位听诊时间3~4秒,必要时吸痰前协助患者叩背。

(7)告知患者操作目的、方法和过程。

(二)评估环境

安静整洁,宽敞明亮。

三、操作前准备

(一)人员准备

仪表整洁,符合要求。洗手,戴口罩。

(二)物品准备

治疗车上层放置清洁盘(盘内放一次性吸痰管2根)、听诊器、生理盐水250 mL、手电筒、无菌棉签、小水杯1个,治疗巾折叠固定于床边,内放吸痰用长引流管接头前端。根据病情需要准备压舌板1个、开口器1个、口咽通气道1个、快速手消毒剂。以上物品符合要求,均在有效期内。治疗车下层放置医疗废物桶、生活垃圾桶、含有效氯500 mg/L消毒液桶。

四、操作程序

(1)核对患者床号、姓名、病历号和腕带(请患者自己说出床号和姓名)。

(2)协助患者取得合适体位。

(3)取棉签蘸取小水杯内生理盐水,清洁一侧鼻腔。

(4)检查患者口腔,取下活动义齿。

(5)打开负压吸引开关,反折长引流管,检查吸痰器压力(吸痰器负压指针应在0.02~

0.04 MPa),吸痰器处于完好状态。

(6)打开一次性吸痰管外包装,取出无菌手套,展开无菌手套,将右手伸入无菌手套内,将垫纸置于患者胸前(注意不要污染手套)。

(7)取出吸痰管,缠于右手上,外包装弃于生活垃圾桶内。连接吸痰管与负压吸引器,试吸通畅。

(8)左手拇指抬起,使负压处于关闭状态,将吸痰管插入鼻腔,插管深度要适宜。打开负压,间断给予负压,吸痰时轻轻左右旋转上提吸痰管(痰液存留处可稍延长)吸净痰液,但每次吸引时间<15秒。

(9)吸痰过程中嘱患者咳嗽,并随时观察病情变化,同时观察痰液(颜色、性质、量),判断吸痰效果。

(10)经口腔吸痰时,嘱患者张口,必要时使用口咽通气道或压舌板。对昏迷患者可以使用开口器帮助其张口。吸痰方法同清醒患者。

(11)吸痰后再次观察患者生命体征,清洁口鼻及面部,帮助患者恢复舒适体位。

(12)吸痰结束后用生理盐水或含有效氯500 mg/L消毒液冲洗吸痰管,将吸痰管盘于右手,连同患者胸前垫纸及手套一并弃于医疗废物桶内。

(13)快速手消毒剂消毒双手,将治疗车推至一旁备用。

(14)洗手,书写护理记录单。

五、注意事项

(1)遵守无菌操作原则,插管动作轻柔,敏捷。

(2)吸痰前后应当给予高流量吸氧,每次吸痰时间不宜超过15秒,如痰液较多,需要再次吸引,应间隔3~5分钟,患者耐受后再进行。1根吸痰管只能使用1次。

(3)如患者痰液黏稠,可以配合叩背、雾化吸入、体位引流等胸部物理治疗方法稀释痰液;患者出现缺氧症状如发绀、心率下降等时,应当立即停止吸痰。

第二节 有效排痰

一、目的
(1)利用各种方法及设备帮助患者排出痰液。
(2)保持呼吸道通畅,避免痰液淤积,预防感染,减少术后并发症。

二、评估
(一)评估患者
(1)两人核对医嘱。
(2)核对患者床号、姓名、病历号和腕带(请患者自己说出床号和姓名)。
(3)评估患者的病情、意识、咳痰能力、影响咳痰的因素和合作程度。
(4)评估痰液的颜色、性质、量和气味,与体位的关系。
(5)评估肺部呼吸音情况。

(6)评估患者有无胸闷、气促、呼吸困难、发绀,有无胸廓活动、气管移位等,判断缺氧程度。

(二)评估环境

安静整洁,宽敞明亮。

三、操作前准备

人员准备仪表整洁,符合要求。洗手,戴口罩。

四、操作程序

(1)核对患者床号、姓名、病历号和腕带(请患者自己说出床号和姓名)。

(2)有效咳嗽。①协助患者取正确体位,上身微向前倾。②指导患者缓慢深呼吸数次后,深吸气至膈肌完全下降,屏气数秒,然后进行 2～3 次短促有力的咳嗽,缩唇将余气尽量呼出,循环做 2～3 次,休息或正常呼吸几分钟后可再重新开始。

(3)叩击或震颤法。①在餐前 30 分钟或餐后 2 小时进行。②根据患者病变部位采取相应体位。③避开乳房、心脏和骨突(脊椎、胸骨、肩胛骨)部位。④叩击法:叩击时五指并拢呈空杯状,利用腕力从肺底由下向上、由外向内,快速有节奏地叩击胸背部。⑤震颤法:双手交叉重叠,按在胸壁部,配合患者呼气时上下而上下震颤、振动加压。

(4)体位引流。①餐前 1～2 小时或餐后 2 小时进行。②根据患者病灶部位和患者的耐受程度选择合适的体位。肺上叶宜取半卧位;中叶取仰卧或健侧卧位;下叶取俯卧位。每日体位引流 2 次,每次 15～20 分钟。③引流顺序:先上叶,后下叶;若有两个以上炎性部位,应引流痰液较多的部位。④引流过程中密切观察病情变化,出现心律失常、血压异常等并发症时,立即停止引流,及时处理。⑤辅以有效咳嗽或胸部叩击或震颤,及时有效清除痰液。

五、注意事项

(1)注意保护胸、腹部伤口,合并气胸、肋骨骨折时禁做叩击。

(2)根据患者体型、营养状况、耐受程度,合理选择有效排痰的方法、叩击方式、时间和频率。神志清醒,能够配合,痰多黏稠,不宜咳出和术后患者可以首选有效咳嗽方法。支气管和(或)肺疾病有大量痰液者可以配合体位引流方法。长期卧床,痰液黏稠、不易咳出和长期建立人工气道患者可以配合叩击震颤方法。危重、年老体弱、新生儿、神志不清、人工气道等不能进行有效咳嗽者,选择吸痰术进行排痰(详见吸痰技术操作)。

(3)操作过程中密切观察患者意识及生命体征变化。

第三节　鼻　饲　法

一、目的

对病情危重、昏迷、不能经口或不愿正常摄食的患者,通过胃管供给患者所需的营养、水分和药物,维持机体代谢平衡,保证蛋白质和热量的供给需求,维持和改善患者的营养状况。

二、准备

(一)物品准备

治疗盘内:一次性无菌鼻饲包 1 套(硅胶胃管 1 根、弯盘 1 个、压舌板 1 个、50 mL 注射器 1

具、润滑剂、镊子2把、治疗巾1条,纱布5块)、治疗碗2个、弯血管钳1把、棉签适量、听诊器1副、鼻饲流质液(38～40 ℃)200 mL,温开水适量、手电筒1个、调节夹1个(夹管用)、松节油、漱口液、毛巾。慢性支气管炎的患者视情况备镇静剂、氧气。

治疗盘外:安全别针1个、夹子或橡皮圈1个、卫生纸适量。

(二)患者、护理人员及环境准备

患者了解鼻饲目的、方法、注意事项及配合要点。调整情绪,指导或协助患者摆好体位。护理人员应衣帽整齐,修剪指甲,洗手,戴口罩。环境安静、整洁、光线、温湿度适宜。

三、评估

(1)评估患者病情、治疗情况、意识、心理状态及合作度。

(2)评估患者鼻腔状况,有无鼻中隔偏曲、息肉,鼻黏膜有无水肿、炎症等。

(3)向患者解释鼻饲的目的、方法、注意事项及配合要点。

四、操作步骤

(1)确认患者并了解病情,向患者解释鼻饲目的,过程及方法。

(2)备齐用物,携至床旁核对床头卡、医嘱、饮食卡,核对流质饮食:种类、量、性质、温度、质量。

(3)患者如有义齿、眼镜应协助取下,妥善存放。防止义齿脱落误吞吐食管或落入气管引起窒息。插管时由于刺激可致流泪,取下眼镜便于擦除。

(4)取半坐位或坐位,可减轻胃管通过咽喉部时引起的咽反射,利于胃管插入。无法坐起者取右侧卧位,昏迷患者取去枕平卧位,头向后仰可避免胃管误入气管。

(5)将治疗巾围于患者颌下,保护患者衣服和床单,弯盘、毛巾放置于方便易取处。

(6)观察鼻孔是否通畅,黏膜有无破损,清洁鼻腔,选择通畅一侧便于插管。

(7)准备胃管测量胃管插入的长度,成人插入长度为45～55 cm,一般取发际至胸骨剑突处或鼻尖经耳垂至胸骨剑突处,并做标记,倒润滑剂于纱布上少许,润滑胃管前段10～20 cm处,减少插管时的摩擦阻力。

(8)左手持纱布托住胃管,右手持镊子夹住胃管前端,沿选定侧鼻孔缓缓插入,插管时动作轻柔,镊子前端勿触及鼻黏膜,以防损伤,当胃管插入10～15 cm通过咽喉部时,如为清醒患者指导其做吞咽动作及深呼吸,随患者做吞咽动作及深呼吸时顺势将胃管向前推进胃管,直至标记处。如为昏迷患者,将患者头部托起,使下颌靠近胸骨柄,可增大咽喉部通道的弧度,便于胃管顺利通过,再缓缓插入胃管至标记处。若插管时患者恶心、呕吐感持续,用手电筒、压舌板检查口腔咽喉部有无胃管盘曲卡住。如患者有呛咳、发绀、喘息、呼吸困难等误入气管现象,应立即拔管。休息后再插。

(9)确认胃管在胃内,用胶布交叉胃管固定于鼻翼和面颊部。验证胃管在胃内的三种方法:①打开胃管末端胶塞连接注射器于胃管末端抽吸,抽出胃液即可证实胃管在胃内;②置听诊器于患者胃区,快速经胃管向胃内注入10 mL空气,同时在胃部听到气过水声,即表示已插入胃内;③将胃管末端置于盛水的治疗碗内,无气泡溢出。

(10)灌食:连接注射器于胃管末端,先回抽见有胃液,再注入少量温开水,可润滑管壁,防止喂食溶液黏附于管壁,然后缓慢灌注鼻饲液或药液等。鼻饲液温度为38～40 ℃,每次鼻饲量不应超过 200 mL,间隔时间不少于 2 小时,新鲜果汁,应与奶液分别灌入,防止凝块产生。鼻饲结束后,再次注入温开水 20～30 mL 冲洗胃管,避免鼻饲液积存于管腔中而变质,造成胃肠炎或堵塞管腔。鼻饲过程中,避免注入空气,以防造成腹胀。

(11)胃管末端胶塞:塞上如无胶塞可反折胃管末端,用纱布包好,橡皮圈系紧,用别针将胃管固定于大单,枕旁或患者衣领处防止灌入的食物反流和胃管脱落。

(12)协助患者清洁口腔,鼻孔,整理床单位,嘱患者维持原卧位 20～30 分钟,防止发生呕吐,促进食物消化、吸收。长期鼻饲者应每日进行口腔护理。

(13)整理用物,并清洁,消毒,备用。鼻饲用物应每日更换消毒,协助患者擦净面部,取舒适卧位。

(14)洗手,记录。记录插管时间,鼻饲液种类,量及患者反应等。

五、拔管

停止鼻饲或长期鼻饲需要更换胃管时进行拔管。

(1)携用物至床前,说明拔管的原因,并选择末次鼻饲结束时拔管。

(2)置弯盘于患者颌下,夹紧胃管末端放于弯盘内,防止拔管时液体反流,胃管内残留液体滴入气管。揭去固定胶布用松节油擦去胶布痕迹,再用清水擦洗。

(3)嘱患者深呼吸,在患者缓缓呼气时稍快拔管,到咽喉处快速拔出。

(4)将胃管放入弯盘中,移出患者视线,避免患者产生不舒服的感觉。

(5)清洁患者面部、口腔及鼻腔,帮助患者漱口,取舒适卧位。

(6)整理床单位,清理用物。

(7)洗手,记录拔管时间和患者反应。

六、注意事项

(1)注入药片时应充分研碎,全部溶解方可灌注。多种药物灌注时,应将药物分开灌注,每种药物之间用少量温开水冲洗一次,注意药物配伍禁忌。

(2)插胃管时护士与患者进行有效沟通,缓解紧张度。

(3)插管动作要轻稳,尤其是通过食管三个狭窄部位时(环状软骨水平处,平气管分叉处,食管通过膈肌处)以免损伤食管黏膜。

(4)每次鼻饲前应检查胃管是否在胃内及是否通畅,并用少量温开水冲管后方可进行喂食,鼻饲完毕后再次注入少量温开水,防止鼻饲液凝结。注入鼻饲液的速度要缓慢,以免引起患者不适。

(5)鼻饲液应现配现用,已配制好的暂不用时,应放在 4 ℃ 以下的冰箱内保存,保证 24 小时内用完,防止长时间放置变质。

(6)长期鼻饲者应每日进行两次口腔护理,并定期更换胃管,普通胃管每周更换一次,硅胶胃管每月更换 1 次,聚氨酯胃管留置时间 2 个月更换 1 次。更换胃管时应于当晚最后一次喂食后拔出,翌日晨从另一侧鼻孔插入胃管。

(7)每次灌注前或间隔 4～8 小时应抽胃内容物,检查胃内残留物的量。如残留物的量大于灌注量的 50%,说明胃排空延长,应告知医师采取措施。

第四节　氧　疗　法

一、目的

提高动脉血氧分压和动脉血氧饱和度,增加动脉血氧含量,纠正各种因素导致的缺氧状态,促进组织的新陈代谢,维持机体正常生命活动。

根据呼吸衰竭的类型及缺氧的严重程度,选择给氧方法和吸入氧分数。Ⅰ型呼吸衰竭:PaO_2 在50～60 mmHg,$PaCO_2$＜50 mmHg,应给予中流量(2～4 L/min)吸氧,吸入氧浓度(＞35％)。Ⅱ型呼吸衰竭:PaO_2 在 40～50 mmHg,$PaCO_2$ 正常,间断给予高流量(4～6 L/min)高浓度(＞50％),若PaO_2＞70 mmHg,应逐渐降低吸氧浓度,防止长期吸入高浓度氧引起中毒。

供氧装置分:氧气筒和管道氧气装置两种。

给氧方法分:鼻导管给氧、氧气面罩给氧及高压给氧。

氧气面罩给氧适于长期使用氧气,患者严重缺氧、神志不清、病情较重者,氧气面罩吸入氧分数最高可达 90％,但由于气流及无法及时喝水,常会造成口腔干燥、沟通及谈话受限。而双侧鼻导管给氧则没有这些问题。鼻导管给氧方法又分单侧鼻导管给氧法和双侧鼻导管给氧法。

吸氧方式的选择:严重缺氧但无二氧化碳潴留者,宜采用面罩吸氧(吸入氧分数最高可达90％);缺氧伴有二氧化碳潴留者可用双侧鼻导管吸氧方法。

二、准备

(一)用物准备

1.治疗盘外

氧气装置一套包括氧气筒(管道氧气装置无)、氧气流量表装置、扳手、用氧记录单、笔、安全别针。

2.治疗盘内

橡胶管、湿化瓶、无菌容器内盛一次性双侧鼻导管或一次性吸氧面罩、消毒玻璃接管、无菌持物镊、无菌纱布缸、治疗碗内盛蒸馏水、弯盘、棉签、胶布、松节油。

3.氧气筒

氧气筒顶部有一总开关,控制氧气的进出。氧气筒颈部的侧面,有一气门与氧气表相连,是氧气自氧气瓶中输出的途径。

4.氧气流量表装置

氧气流量表装置由压力表、减压阀、安全阀、流量表和湿化瓶组成。压力表测量氧气筒内的压力。减压阀是一种自动弹簧装置,将氧气筒流出的氧压力减至 2～3 kg/cm² (0.2～0.3 mPa),使流量平稳安全。当氧流量过大、压力过高时,安全阀内部活塞自行上推,过多的氧气由四周小孔流出,确保安全。流量表是测量每分钟氧气的流量,流量表内有浮标上端平面所指的刻度,可知氧气每分钟的流出量。湿化瓶内盛1/3～1/2 蒸馏水、凉开水、20％～30％酒精(急性肺水肿患者吸氧时用,可降低肺泡内泡沫的表面张力,使泡沫破裂,扩大气体和肺泡壁接触面积使气体易于弥散,改善气体交换功能),通气管浸入水中,湿化瓶出口与鼻导管或面罩相连,湿化氧气。

5.装表

把氧气放在氧气架上,打开总开关放出少量氧气,快速关上总开关,此为吹尘(为防止氧气瓶上灰尘吹入氧气表内)。然后将氧气表向后稍微倾斜置于气阀上,用手初步旋紧固定然后再用扳手旋紧螺帽,使氧气表立于氧气筒旁,按湿化瓶,打开氧气检查氧气装置是否漏气,氧气输出是否通畅后,关闭流量表开关,推至病床旁备用。

(二)患者、护理人员及环境准备

患者了解吸氧目的、方法、注意事项及配合要点。取舒适体位,调整情绪。护理人员应衣帽整齐,修剪指甲,洗手,戴口罩。环境安静、整洁、光线、温湿度适宜,远离火源。

三、操作步骤

(1)携用物至病床旁,再次核对患者。

(2)用湿棉签清洁患者双侧鼻腔,清除鼻腔分泌物。

(3)连接鼻导管及湿化瓶的出口。调节氧流量,轻度缺氧 $1\sim 2$ L/min,中度缺氧 $2\sim 4$ L/min,重度缺氧 $4\sim 6$ L/min,氧气筒内的氧气流量=氧气筒容积(L)×压力表指示的压力(kg/cm)/1 kg/cm^2。

(4)鼻导管插入患者双侧鼻腔约 1 cm,鼻导管环绕患者耳部向下放置,动作要轻柔,避免损伤黏膜、根据情况调整长度。

(5)停止用氧时,首先取下鼻导管(避免误操作引起肺组织损伤),安置患者于舒适体位。

(6)关流量表开关,关氧气筒总阀,再开流量表开关,放出余气,再关流量表开关,最后砌表(中心供氧装置,取下鼻导管后,直接关闭流量表开关)。

(7)处理用物,预防交叉感染。

(8)记录停止用氧时间及效果。

四、注意事项

(1)用氧时认真做好四防:防火、防震、防热、防油。

(2)禁用带油的手进行操作,氧气和螺旋口禁止上油。

(3)氧气筒内氧气不能用完,压力表指针应>0.5 mPa。

(4)防止灰尘进入氧气瓶,避免充氧时引起爆炸。

(5)长期、高浓度吸氧者观察患者有无胸骨后烧热感、干咳、恶心呕吐、烦躁及进行性呼吸困难加重等氧中毒现象。

(6)长期吸氧,吸氧浓度应<40%。氧气浓度与氧流量的关系:吸氧浓度(%)=21+4×氧气流量(L/min)。

第五节 冷热疗法

一、温水擦浴

(一)目的

适合体温在 39.5 ℃以上,伴有寒战、四肢末梢厥冷患者,能减少血管收缩,能迅速蒸发带走机体大量的热能,散热效果快而强。

(二)准备

1.用物准备

治疗盘内:浴巾 1 条、小毛巾 2 块、手套 1 副、热水袋(内装 60~70 ℃热水)及套、冰袋(内装 1/2 满冰袋)及套或冰槽。

治疗盘外:温水擦浴盆内盛 32~34 ℃温水,2/3 满,必要时备衣裤。冰块、帆布袋、木槌、盆、冷水、毛巾、勺、水桶、肛表、海绵。冰槽降温时备不脱脂棉球及凡士林纱布。

2.患者、护理人员及环境准备

向患者及家属解释温水擦浴的目的、操作过程等相关知识,取得患者的配合。根据病情取适宜卧位,必要时排尿。护理人员衣着整洁,修剪指甲,洗手,戴口罩。环境安静、安全、整洁、舒适。光线、温湿度适宜,关闭门窗,必要时备屏风。

(三)评估

(1)评估患者年龄、病情、体温、意识状况、语言表达能力、治疗情况、活动能力和合作程度。

(2)观察局部皮肤状况如皮肤颜色、温度、完整性、有无感觉障碍、对冷热的敏感度等。

(四)操作步骤

(1)确认患者了解病情,解除患者紧张情绪,使患者有安全感。

(2)关闭门窗,预防患者受凉。

(3)松开床尾盖被,协助患者脱去上衣。必要时屏风遮挡患者隐私。

(4)冰袋或冰帽置患者头部,热水袋置患者足底。热水袋置足底,能促进足底血管扩张,冰袋或冰帽置头部,有利于降温并防止头部充血,预防脑水肿发生,并减轻患者不适感。

(5)将浴巾垫于要擦拭部位下方,小毛巾放入温水中浸湿后,拧至半干,包裹于手上成手套状,以离心方式擦拭,擦拭完毕,用大毛巾擦干皮肤。浴巾垫于要擦拭部位下方,防止浸湿,保护床单位。如为隔离患者,按隔离原则进行操作。

(6)患者取仰卧位脱去上衣,擦拭双上肢,其顺序为:颈外侧、上臂外侧、手背、腋窝、上臂内侧、手心。

(7)患者取仰卧位,擦拭腰背部,顺序为:颈下肩部、背部、臀部,擦拭完毕,穿好衣服。体表大血管流经丰富部位适当延长擦拭时间(颈部、腋窝、肘窝、手心、腹股沟、腘窝),以促进散热,增加疗效。禁忌在胸前区、腹部、后颈、足底部擦浴。

(8)患者取仰卧位,脱去裤子,擦拭双下肢,顺序为:髂骨、大腿外侧、内踝、臀部、大腿后侧、腘窝、足跟,擦拭完毕,穿好裤子。擦拭时间一般控制在 20 分钟内。

(9)取出热水袋,密切观察患者生命体征。

(10)擦浴 30 分钟后测试体温,体温降至 39 ℃以下时,取出头部冰袋。

(11)协助患者取舒适体位,整理床单位。

(12)处理用物,用物清洁消毒后备用。

(13)洗手,记录。体温单上显示物理降温。

(五)注意事项

(1)在给患者实施的过程中,护士应密切观察患者的反应如寒战、面色、脉搏、呼吸等异常反应,出现异常应立即停止操作。

(2)胸前区、腹部、后颈、足底为禁忌擦浴部位。

(3)擦浴 30 分钟后测量体温并记录,体温下降为降温有效。

(4)操作方法轻稳、节力,保护患者安全及隐私。

(5)注意保护患者床单干燥,无水渍。

二、干热疗法

(一)目的

帮助患者提升体温,提高舒适度,缓解挛缩、减轻疼痛。

(二)准备

1.用物准备

治疗盘内:毛巾、手套 1 副、热水袋及一次性布套。

治疗盘外:盛水容器、热水。

2.患者、护理人员及环境准备

向患者及家属解释干热疗法的目的、操作过程等相关知识,取得患者的配合。根据病情取适宜卧位,必要时排尿。护理人员衣着整洁,修剪指甲,洗手,戴口罩。环境安静、安全、整洁、舒适。光线、温湿度适宜,关闭门窗,必要时备屏风。

(三)评估

(1)评估患者年龄、病情、体温、意识状况、语言表达能力、治疗情况、活动能力和合作程度。

(2)观察局部皮肤状况,如皮肤颜色、温度、完整性、有无感觉障碍、对冷热的敏感度等。

(四)操作步骤

(1)确认患者,了解病情,解除患者紧张情绪,给患者安全感。关闭门窗,预防患者受凉。

(2)调配水温,成人一般 60~70 ℃,昏迷、感觉迟钝、老人、婴幼儿及循环衰竭患者,水温应控制在50 ℃以下。灌调配好的水 1/2~2/3 满,灌水过多,可使热水袋膨胀变硬,柔软舒适感下降,且与皮肤接触面积减少,热效应减小,疗效降低。

(3)排出袋内空气并拧紧塞子,防止影响热传导。用毛巾擦干热水袋,倒置,检查热水袋有无破损、漏水。

(4)将热水袋装入套内。必要时,布套外再用毛巾包裹,避免热水袋与患者皮肤直接接触发生烫伤。

(5)协助患者取舒适体位,暴露热敷部位,必要时用屏风遮挡,将热水袋放置其部位。

(6)观察患者热敷部位效果及反应(如有异常立即停止热疗),30 分钟后,撤去热水袋(如为保温,可持续,但应及时更换热水,不超过 50 ℃)。倒空热水,倒挂水袋晾干,吹入少量空气防止粘连,夹紧塞子,热水袋送洗消毒备用。

（7）协助患者躺卧舒适,整理床单位,洗手,记录热敷部位、时间、效果、患者的反应情况等。

（五）注意事项

（1）有出血倾向、面部危险三角区感染、软组织损伤或扭伤 48 小时以内、急性炎症期、恶性病变部位严禁热敷。

（2）随时观察局部皮肤情况,特别是意识不清、语言障碍者。

（3）使用热水袋保暖者,每 30 分钟检查水温情况,及时更换热水。

（4）控制水温,成人 60～70 ℃,昏迷、老人、婴幼儿等感觉迟钝者水温应调至 50 ℃ 以下。

（5）热水袋应浸泡或熏蒸消毒,严禁高压消毒。

三、湿热疗法

（一）目的

湿热敷可促进血液循环,消炎,消肿,止痛。

（二）准备

1.用物准备

治疗盘内:一次性橡胶单、治疗巾、棉签、防水巾、大于患处面积敷布数块、长镊子 2 把、纱布数块、凡士林及开放性伤口备所用换药物品。

治疗盘外:水温计、盛有热水的容器及加热器。

2.患者、护理人员及环境准备

向患者及家属解释湿热疗法的目的、操作过程等相关知识,取得患者的配合。根据病情取适宜卧位,必要时排尿。护理人员衣着整洁,修剪指甲,洗手,戴口罩。环境安静、安全、整洁、舒适。光线、温湿度适宜,关闭门窗,必要时备屏风。

（三）评估

（1）评估患者年龄、病情、体温、意识状况、语言表达能力、治疗情况、活动能力和合作程度。

（2）观察局部皮肤状况,如皮肤颜色、温度、完整性、有无感觉障碍、对冷热的敏感度等。

（四）操作步骤

（1）协助患者取舒适体位,暴露患处必要时屏风遮挡,以保护患者隐私,凡士林涂于受敷部位,上盖一层纱布,受敷部位下方,垫橡胶单和治疗巾。

（2）敷布浸入水温为 50～60 ℃ 热水中浸透,用长钳夹出拧至半干,以不滴水为度抖开。打开敷布,折叠后放于患处,上盖防水巾及棉垫。

（3）根据环境温度每 3～5 分钟更换 1 次敷布,一次持续 15～20 分钟,维持敷布温度。可用热源加热盆内水或及时调换盆内热水,维持水温,若患者感觉过热时可掀起一角散热。

（4）观察患者局部皮肤情况,全身反应,如有异常立即停止湿热敷。

（5）湿热敷结束后,撤去敷布和纱布,擦去凡士林,干毛巾擦干皮肤,撤去一次性橡胶单和治疗巾。

（6）协助患者躺卧舒适,整理好床单位,洗手,记录热敷部位、时间、效果、患者反应。

（五）注意事项

（1）若患者湿热敷部位不禁忌压力，可用热水袋放置在敷布上再盖以大毛巾，以维持温度。

（2）面部湿热敷者，应间隔 30 分钟后方可外出，以防感冒。

（3）湿热敷过程中注意局部皮肤变化（如患者皮肤感觉是否温暖、舒适，血液循环是否良好等），防止烫伤。

（4）若湿热敷部位有伤口，应按无菌技术操作原则进行湿热敷，湿热敷后外科常规换药。

（5）操作方法轻稳、节力，保护患者安全，注意保护患者床单干燥、无水渍。

第六节　铺床技术

病床是病室的主要设备，是患者睡眠与休息的必须用具。患者，尤其是卧床患者与病床朝夕相伴，因此，床铺的清洁、平整和舒适，可使患者心情舒畅，增强治愈疾病的自信心，并可预防并发症的发生。

铺床总的要求为舒适、平整、安全、实用、节时、节力。常用的病床有 3 种。①钢丝床：有的可通过支起床头、床尾（二截或三截摇床）而调节体位，有的床脚下装有小轮，便于移动。②木板床：为骨科患者所用。③电动控制多功能床：患者可自己控制升降或改变体位。

病床及被服类规格要求。①一般病床：高 60 cm，长 200 cm，宽 90 cm。②床垫：长宽与床规格同，厚 9 cm。以棕丝作垫芯为好，也可用橡胶泡沫、塑料泡沫作垫芯，垫面选帆布制作。③床褥：长宽同床垫，一般以棉花作褥芯，棉布作褥面。④棉胎：长 210 cm，宽 160 cm。⑤大单：长 250 cm，宽 180 cm。⑥被套：长 230 cm，宽 170 cm，尾端开口缝四对带。⑦枕芯：长 60 cm，宽 40 cm，内装木棉或高弹棉、锦纶丝棉，以棉布作枕面。⑧枕套：长 65 cm，宽 45 cm。⑨橡胶单：长 85 cm，宽 65 cm，两端各加白布 40 cm。⑩中单：长 85 cm，宽 170 cm。以上各类被服均以棉布制作。

一、备用床

（一）目的

铺备用床为准备接受新患者和保持病室整洁美观。

（二）用物准备

床、床垫、床褥、枕芯、棉胎或毛毯、大单、被套或衬单及罩单、枕套。

（三）操作方法

1.被套法

（1）将上述物品置于护理车上，推至床前。

（2）移开床旁桌，距床 20 cm，并移开床旁椅置床尾正中，距床 15 cm。

（3）将用物按铺床操作的顺序放于椅上。

（4）翻床垫，自床尾翻向床头或反之，上缘紧靠床头。床褥铺于床垫上。

（5）铺大单，取折叠好的大单放于床褥上，使中线与床的中线对齐，并展开拉平，先铺床头后铺床尾。①铺床头：一手托起床头的床垫，一手伸过床的中线将大单塞于床垫下，将大单边缘向上提起呈等边三角形,下半三角平整塞于床垫下,再将上半三角翻下塞于床垫下。②铺床尾:至床尾拉紧大单,一手托起床垫,一手握住大单,同法铺好床角。③铺中段:沿床沿边拉紧大单中部边沿,然后,双手掌心向上,将大单塞于床垫下。④至对侧:同法铺大单。

(6)套被套。①S形式套被套法:被套正面向外使被套中线与床中线对齐,平铺于床上,开口端的被套上层倒转向上约1/3。棉胎或毛毯竖向三折,再按S形横向三折。将折好的棉胎置于被套开口处,底边与被套开口边平齐。拉棉胎上边至被套封口处,并将竖折的棉胎两边展开与被套平齐(先近侧后对侧)。盖被上缘距床头15 cm,至床尾逐层拉平盖被,系好带子。边缘向内折叠与床沿平齐,尾端掖于床垫下。同上法将另一侧盖被理好。②卷筒式套被套法:被套正面向内平铺于床上,开口端向床尾,棉胎或毛毯平铺在被套上,上缘与被套封口边齐,将棉胎与被套上层一并由床尾卷至床头(也可由床头卷向床尾),自开口处翻转,拉平各层,系带,余同S形式。

(7)套枕套,于椅上套枕套,使四角充实,系带子,平放于床头,开口背门。

(8)移回桌椅,检查床单,保持整洁。

2.被单法

(1)移开床旁桌、椅,翻转床垫、铺大单,同被套法。

(2)将反折的大单(衬单)铺于床上,上端反折10 cm,与床头齐,床尾按铺大单法铺好床尾。

(3)棉胎或毛毯平铺于衬单上,上端距床头15 cm,将床头衬单反折于棉胎或毛毯上,床尾同大单铺法。

(4)铺罩单,正面向上对准床中线,上端与床头齐,床尾处则折成斜(45°),沿床边垂下。转至对侧,先后将衬单、棉胎及罩单同上法铺好。

(5)余同被套法。

(四)注意事项

(1)铺床前先了解病室情况,若患者进餐或作无菌治疗时暂不铺床。

(2)铺床前要检查床各部分有无损坏,若有则修理后再用。

(3)操作中要使身体靠近床边,上身保持直立,两腿前后分开稍屈膝以扩大支持面增加身体稳定性,既省力又能适应不同方向操作。同时手和臂的动作要协调配合,尽量用连续动作,以节省体力消耗,并缩短铺床时间。

(4)铺床后应整理床单及周围环境,以保持病室整齐。

二、暂空床

(一)目的

铺暂空床供新入院的患者或暂离床活动的患者使用,保持病室整洁美观。

(二)用物准备

同备用床,必要时备橡胶中单、中单。

(三)操作方法

(1)将备用床的盖被四折叠于床尾。若被单式,在床头将罩单向下包过棉胎上端,再翻上衬单作25 cm的反折,包在棉胎及罩单外面。然后将罩单、棉胎、衬单一并四折,叠于床尾。

(2)根据病情需要铺橡胶中单、中单。中单上缘距床头50 cm,中线与床中线对齐,床缘的下垂部分一并塞床垫下。至对侧同上法铺好。

三、麻醉床

(一)目的

(1)铺麻醉床便于接受和护理手术后患者。

(2)使患者安全、舒适和预防并发症。

(3)防止被褥被污染,并便于更换。

(二)用物准备

1.被服类

同备用床,另加橡胶中单、中单二条。弯盘、纱布数块、血压计、听诊器、护理记录单、笔。根据手术情况备麻醉护理盘或急救车上备麻醉护理用物。

2.麻醉护理盘用物

治疗巾内置张口器、压舌板、舌钳、牙垫、通气导管、治疗碗、镊子、输氧导管、吸痰导管、纱布数块。治疗巾外放电筒、胶布等。必要时备输液架、吸痰器、氧气筒、胃肠减压器等。天冷时无空调设备应备热水袋及布套各2只、毯子。

(三)操作方法

(1)拆去原有枕套、被套、大单等。

(2)按使用顺序备齐用物至床边,放于床尾。

(3)移开床旁桌椅等同备用床。

(4)同暂空床铺好一侧大单、中段橡胶中单、中单及上段橡胶中单、中单,上段中单与床头齐。转至对侧,按上法铺大单、橡胶中单、中单。

(5)铺盖被。①被套式:盖被头端两侧同备用床,尾端系带后向内或向上折叠与床尾齐,将向门口一侧的盖被三折叠于对侧床边。②被单式:头端铺法同暂空床,下端向上反折和床尾齐,两侧边缘向上反折同床沿齐,然后将盖被折叠于一侧床边。

(6)套枕套后将枕头横立于床头,以防患者躁动时头部碰撞床栏而受伤。

(7)移回床旁桌,椅子放于接受患者对侧床尾。

(8)麻醉护理盘置于床旁桌上,其他用物放于妥善处。

(四)注意事项

(1)铺麻醉床时,必须更换各类清洁被服。

(2)床头一块橡胶中单、中单可根据病情和手术部位需要铺于床头或床尾。若下肢手术者将单铺于床尾,头胸部手术者铺于床头。全麻手术者为防止呕吐物污染床单则铺于床头。而一般手术者,可只铺床中部中单即可。

(3)患者的盖被根据医院条件增减。冬季必要时可置热水袋两只加布套,分别放于床中部及床尾的盖被内。

(4)输液架、胃肠减压器等物放于妥善处。

四、卧有患者床

(一)扫床法

1.目的

(1)使病床平整无皱褶,患者睡卧舒适,保持病室整洁美观。

（2）随扫床操作协助患者变换卧位，又可预防褥疮及坠积性肺炎。

2.用物准备

护理车上置浸有消毒液的半湿扫床巾的盆，扫床巾每床一块。

3.操作方法

（1）备齐用物，推护理车至患者床旁，向患者解释，以取得合作。

（2）移开床旁桌椅，半卧位患者，若病情许可，暂将床头、床尾支架放平，以便操作。若床垫已下滑，须上移与床头齐。

（3）松开床尾盖被，助患者翻身侧卧背向护士，枕头随患者翻身移向对侧。松开近侧各层被单，取扫床巾分别扫净中单、橡胶中单后搭在患者身上。然后自床头至床尾扫净大单上碎屑，注意枕下及患者身下部分各层应彻底扫净，最后将各单逐层拉平铺好。

（4）助患者翻身侧卧于扫净一侧，枕头也随之移向近侧。转至对侧，以上法逐层扫净拉平铺好。

（5）助患者平卧，整理盖被，将棉胎与被套拉平，掖成被筒，为患者盖好。

（6）取出枕头，揉松，放于患者头下，支起床上支架。

（7）移回床旁桌椅，整理床单位，保持病室整洁美观，向患者致谢意。

（8）清理用物，归回原处。

（二）更换床单法

1.目的

（1）使病床平整无皱褶，患者睡卧舒适，保持病室整洁美观。

（2）随扫床操作协助患者变换卧位，又可预防褥疮及坠积性肺炎。

2.用物准备

清洁的大单、中单、被套、枕套，需要时备患者衣裤。护理车上置浸有消毒液的半湿扫床巾的盆，扫床巾每床一块。

3.操作方法

（1）适用于卧床不起，病情允许翻身者。①备齐用物推护理车至患者床旁，向患者解释，以取得合作。移开床旁桌椅，半卧位患者，若病情许可，暂将床头、床尾支架放平，以便操作。若床垫已下滑，须上移与床头齐。清洁的被服按更换顺序放于床尾椅上。②松开床尾盖被，助患者侧卧，背向护士，枕头随之移向对侧。③松开近侧各单，将中单卷入患者身下，用扫床巾扫净橡胶中单上的碎屑，搭在患者身上再将大单卷入患者身下，扫净床上碎屑。④取清洁大单，使中线与床中线对齐。将对侧半幅卷紧塞于患者身近侧，半幅自床头、床尾、中部先后展平拉紧铺好，放下橡胶中单，铺上中单（另一半卷紧塞于患者身下），两层一并塞入床垫下铺平。移枕头并助患者翻身面向护士。转至对侧，松开各单，将中单卷至床尾大单上，扫净橡胶中单上的碎屑后搭于患者身上，然后将污大单从床头卷至床尾与污中单一并丢入护理车污衣袋或护理车下层。⑤扫净床上碎屑，依次将清洁大单、橡胶中单、中单逐层拉平，同上法铺好。助患者平卧。⑥解开污被套尾端带子，取出棉胎盖在污被套上，并展平。将清洁被套铺于棉胎上（反面在外），两手伸入清洁被套内，抓住棉胎上端两角，翻转清洁被套，整理床头棉被，一手抓棉被下端，一手将清洁被套往下拉平，同时顺手将污棉套撤出放入护理车污衣袋或护理车下层。棉被上端可压在枕下或请患者抓住,然后至床尾逐层拉平后系好带子,掖成被筒为患者盖好。⑦一手托起头颈部,一手迅速取出枕头,更换枕套,助患者枕好枕头。⑧清理用物,归回原处。

(2)适用于病情不允许翻身的侧卧患者。①备齐用物推护理车至患者床旁,向患者解释,以取得合作。移开床旁桌椅,半卧位患者,若病情许可,暂将床头、床尾支架放平,以便操作。若床垫已下滑,须上移与床头齐。清洁的被服按更换顺序放于床尾椅上。②2人操作。一人一手托起患者头颈部,另一人一手迅速取出枕头,放于床尾椅上。松开床尾盖被、大单、中单及橡胶中单。从床头将大单横卷成筒式至肩部。③将清洁大单横卷成筒式铺于床头,大单中线与床中线对齐,铺好床头大单。一人抬起患者上半身(骨科患者可利用牵引架上拉手,自己抬起身躯),将污大单、橡胶中单、中单一起从床头卷至患者臀下,同时另一人将清洁大单也随着污单拉至臀部。④放下上半身,一人托起臀部,一人迅速撤出污单,同时将清洁大单拉至床尾,橡胶中单放在床尾椅背上,污单丢入护理车污衣袋或护理车下层,展平大单铺好。⑤一人套枕套为患者枕好。一人备橡胶中单、中单,并先铺好一侧,余半幅塞患者身下至对侧,另一人展平铺好。⑥更换被套、枕套同方法一,两人合作更换。

(3)盖被为被单式更换衬单和罩单的方法:①将床头污衬单反折部分翻至被下,取下污罩单丢入污衣袋或护理车下层。②铺大单(衬单)于棉胎上,反面向上,上端反折 10 cm,与床头齐。③将棉胎在衬单下由床尾退出,铺于衬单上,上端距床头 15 cm。④铺罩单,正面向上,对准中线,上端和床头齐。⑤在床头将罩单向下包过棉胎上端,再翻上衬单作 25 cm 的反折,包在棉胎和罩单的外面。⑥盖被上缘压于枕下或请患者抓住,在床尾撤出衬单,并逐层拉平铺好床尾,注意松紧,以防压迫足趾。

4.注意事项

(1)更换床单或扫床前,应先评估患者及病室环境是否适宜操作。需要时应关闭门窗。

(2)更换床单时注意保暖,动作敏捷,勿过多翻动和暴露患者,以免患者过劳和受凉。

(3)操作时要随时注意观察病情。

(4)患者若有输液管或引流管,更换床单时可从无管一侧开始,操作较为方便。

(5)撤下的污单切勿丢在地上或他人床上。

第七节 导 尿 术

一、目的

(1)为尿潴留患者解除痛苦;使尿失禁患者保持会阴清洁干燥。

(2)收集无菌尿标本,作细菌培养。

(3)避免盆腔手术时误伤膀胱,为危重、休克患者正确记录尿量,测尿比重提供依据。

(4)检查膀胱功能,测膀胱容量、压力及残余尿量。

(5)鉴别尿闭和尿潴留,以明确肾功能不全或排尿功能障碍。

(6)诊断及治疗膀胱和尿道的疾病在医学教育网搜集整理,如进行膀胱造影或对膀胱肿瘤患者进行化疗等。

二、准备

(一)物品准备

治疗盘内:橡皮圈 1 个,别针 1 枚,备皮用物 1 套,一次性无菌导尿包 1 套,包括治疗碗 2 个、弯盘、双腔气囊导尿管,弯血管钳 1 把、镊子 1 把、小药杯(内置棉球若干个)、液状石蜡棉球瓶 1 个,洞巾 1 块)。常用消毒溶液:0.1%苯扎溴铵(新洁尔灭)、0.1%氯己定等,无菌持物钳及容器 1 套,男患者导尿另备无菌纱布两块。

治疗盘外:小橡胶单和治疗巾 1 套(或一次性治疗巾),便盆及便盆巾。

(二)患者、护理人员及环境准备

患者了解导尿目的、方法、注意事项及配合要点。取仰卧屈膝位,调整情绪,指导或协助患者清洗外阴,备便盆。护理人员应衣帽整齐,修剪指甲,洗手,戴口罩。环境安静、整洁、光线、温湿度适宜,关闭门窗,备屏风或隔帘。

三、评估

(1)评估患者病情、治疗情况、意识、心理状态及合作度。

(2)患者排尿功能异常的程度,膀胱充盈度及会阴部皮肤、黏膜的完整性。

(3)向患者解释导尿的目的、方法、注意事项及配合要点。

四、操作步骤

(1)将用物推至患者处,核对患者床号、姓名,向患者解释导尿的目的、方法、注意事项及配合要点。消除患者紧张和窘迫的心理,以取得合作。

(2)用屏风或隔帘遮挡患者,保护患者的隐私,使患者精神放松。

(3)帮助患者清洗外阴部,减少逆行尿路感染的机会。

(4)检查导尿包的日期,是否严密干燥,确保物品无菌性,防止尿路感染。

(5)根据男女性尿道解剖特点执行不同的导尿术。

(一)男性患者导尿术操作步骤

(1)操作者位于患者右侧,帮助患者取仰卧屈膝位,脱去对侧裤腿,盖在近侧腿上,对侧下肢和上身用盖被盖好,两腿略外展,暴露外阴部。

(2)将一次性橡胶单和治疗巾垫于患者臀下,弯盘放于患者臀部,治疗碗内盛棉球若干个。

(3)左手戴手套,用纱布裹住阴茎前 1/3,将阴茎提起,另一手持镊子夹消毒棉球按顺序消毒,阴茎后 2/3 部—阴阜—阴囊暴露面。

(4)用无菌纱布包裹消毒过的阴茎后 2/3 部—阴阜—阴囊暴露面,消毒阴茎前 1/3,并将包皮向后推,换另一把镊子夹消毒棉球消毒尿道口,向外螺旋式擦拭龟头—冠状沟—尿道口数次,包皮和冠状沟易藏污,应彻底消毒,预防感染。污棉球置于弯盘内移至床尾。

(5)在患者两腿间打开无菌导尿包,用持物钳夹浸消毒液的棉球于药杯内。

(6)戴无菌手套,铺洞巾,使洞巾与包布内面形成无菌区域。嘱患者勿移动肢体保持体位,以免污染无菌区。

(7)按操作顺序排列好用物,用镊子取液状石蜡棉球,润滑导尿管前端。

(8)左手用纱布裹住阴茎并提起,使之与腹壁呈 60°,使耻骨前弯消失,便于插管。将包皮向后推,右手用镊子夹取浸消毒液的棉球,按顺序消毒尿道口、螺旋消毒龟头、冠状沟、尿道口数遍,每个棉球只可用一次,禁止重复使用,确保消毒部位不受污染,污棉球置于弯盘内,右手将弯盘移至靠近床尾无菌区域边沿,便于操作。

(9)左手固定阴茎,右手将治疗碗置于洞巾口旁,男性尿道长而且又有三个狭窄处,当插管受阻时,应稍停片刻嘱患者深呼吸,减轻尿道括约肌紧张,再徐徐插入导尿管,切忌用力过猛而损伤尿道。

(10)用另一只血管钳夹持导尿管前端,对准尿道口轻轻插入 20～22 cm,见尿液流出后,再插入约2 cm,将尿液引流入治疗碗(第一次放尿不超过 1000 mL,防止大量放尿,腹腔内压力急剧下降,血液大量滞留腹腔血管内,血压下降虚脱及膀胱内压突然降低,导致膀胱黏膜急剧充血,发生血尿)。

(11)治疗碗内尿液盛 2/3 满后,可用血管钳夹住导尿管末端,将尿液导入便器内,再打开导尿管继续放尿。注意询问患者的感觉,观察患者的反应。

(12)导尿毕,夹住导尿管末端,轻轻拔出导尿管,避免损伤尿道黏膜。撤下洞巾,擦净外阴,脱去手套置弯盘内,撤出臀部一次性橡胶单和治疗巾置治疗车下层。协助患者穿好裤子,整理床单位。

(13)整理用物。

(14)洗手,记录。

(二)女性患者导尿术操作步骤

(1)操作者位于患者右侧,帮助患者取仰卧屈膝位,脱去对侧裤腿,盖在近侧腿上,对侧下肢和上身用盖被盖好,两腿略外展,暴露外阴部。

(2)将一次性橡胶单和治疗巾垫于患者臀下,弯盘放于患者臀部,治疗碗内盛棉球若干个。

(3)左手戴手套,右手持血管钳夹取消毒棉球做外阴初步消毒,按由外向内,自上而下,依次消毒阴阜、两侧大阴唇。

(4)左手分开大阴唇,换另一把镊子按顺序消毒大小阴唇之间—小阴唇—尿道口—自尿道口至肛门,减少逆行感染的机会。污棉球置于弯盘内,消毒完毕,脱下手套置于治疗碗内,污物放置治疗车下层。

(5)在患者两腿间打开无菌导尿包,用持物钳夹浸消毒液的棉球于药杯内。

(6)戴无菌手套,铺洞巾,使洞巾与包布内面形成无菌区域。嘱患者勿移动肢体保持体位,以免污染无菌区。

(7)按操作顺序排列好用物,用镊子取液状石蜡棉球,润滑导尿管前端。

(8)左手拇指、示指分开并固定小阴唇,右手持弯持物钳夹取消毒棉球,按由内向外,自上而下顺序消毒尿道口、两侧小阴唇、尿道口,尿道口处要重复消毒一次,污棉球及弯血管钳置于弯盘内,右手将弯盘移至靠近床尾无菌区域边沿,便于操作。

(9)右手将无菌治疗碗移至洞巾旁,嘱患者张口呼吸,用另一只弯血管钳夹持导尿管对准导尿口轻轻插入尿道 4～6 cm,见尿液后再插入 1～2 cm。

(10)左手松开小阴唇,下移固定导尿管,将尿液引入治疗碗。注意询问患者的感觉,观察患者的反应。

(11)导尿毕,夹住导管末端,轻轻拔出导尿管,避免损伤尿道黏膜。撤下洞巾,擦净外阴,脱去手套置弯盘内,撤出臀部一次性橡胶单和治疗巾置治疗车下层。协助患者穿好裤子,整理床单位。

(12)整理用物。

(13)洗手,记录。

五、注意事项

(1)向患者及其家属解释留置导尿管的目的和护理方法,使其认识到预防泌尿道感染的重要性,并主动参与护理。

(2)保持引流通畅,避免导尿管扭曲堵塞,造成引流不畅。

(3)防止泌尿系统逆行感染。

(4)患者每日摄入足够的液体,每日尿量维持在 2000 mL 以上,达到自然冲洗尿路的目的,以减少尿路感染和结石的发生。

(5)保持尿道口清洁,女患者用消毒棉球擦拭外阴及尿道口,如分泌物过多,可用 0.02% 高锰酸钾溶液冲洗,再用消毒棉球擦拭外阴及尿道口。男患者用消毒棉球擦拭尿道口、阴茎头及包皮,1～2 次/d。

(6)每周定时更换集尿袋 1 次,定时排空集尿袋,并记录尿量。

(7)每月定时更换导尿管 1 次。

(8)采用间歇性夹管方式,训练膀胱反射功能。关闭导尿管,每 4 小时开放 1 次,使膀胱定时充盈和排空,促进膀胱功能的回复。

(9)离床活动时,应用胶布将导尿管远端固定在大腿上,集尿袋不得超过膀胱高度,防止尿液逆流。

(10)协助患者更换体位,倾听患者主诉,并观察尿液性状、颜色和量,尿常规每周检查一次,若发现尿液混浊、沉淀、有结晶,应做膀胱冲洗。

第八节　灌　肠　术

一、目的

(1)刺激肠蠕动,软化和清除粪便,排出肠内积气,减轻腹胀。

(2)清洁肠道,为手术、检查和分娩做准备。

(3)稀释和清除肠道内有害物质,减轻中毒。

(4)为高热患者降温。

根据灌肠的目的不同分为保留灌肠和不保留灌肠。不保留灌肠按灌入液体量不同,分大量不保留灌肠和小量不保留灌肠(小量不保留灌肠适用于危重患者、老年体弱、小儿、孕妇等)。

二、准备

(一)物品准备

治疗盘内备:通便剂按医嘱备、一次性手套 1 双、剪刀(用开塞露时)1 把,弯盘 1 个,卫生纸、纱布 1 块。

治疗盘外备:温开水(用肥皂栓时)适量,屏风、便盆、便盆布各1个。

(二)患者、护理人员及环境准备

患者了解通便目的、方法、注意事项及配合要点。取侧卧屈膝位,调整情绪,指导或协助患者清洗肛周,备便盆。护理人员应衣帽整齐,修剪指甲,洗手,戴口罩。环境安静、整洁、光线、温湿度适宜,关闭门窗,备屏风或隔帘,保护患者隐私,消除紧张、恐惧心理,取得合作。

三、评估

(1)评估患者病情、治疗情况、意识、心理状态及合作度。

(2)评估患者的腹胀情况、肛周皮肤、黏膜的完整性。

四、操作步骤

(1)关闭门窗,用屏风遮挡患者,保护患者隐私。

(2)条件许可患者可帮助其取左侧卧位,双腿屈曲,背向操作者,暴露肛门,便于操作。

(3)患者臀部移至床沿,臀下铺一次性尿垫,保持床单位清洁,便器放置在床旁。

(4)将弯盘置于臀部旁,用血管钳关闭灌肠筒胶管倒灌肠液于筒内,悬挂灌肠筒于输液架上,灌肠筒内液面与肛门距离不超过30 cm。

(5)将玻璃接头一头连接肛管,另一头连接灌肠筒胶管。

(6)戴一次性手套,一手分开肛门,暴露肛门口,嘱患者张口呼吸,使患者放松便于插管,另一手将肛管轻轻旋转插入肛门,沿着直肠壁进入直肠7～10 cm。

(7)固定肛管,打开血管钳,缓缓注入灌肠液,速度不可过快过猛,以防刺激肠黏膜,出现排便。

(8)用血管钳关闭灌肠筒胶管,一手持卫生纸紧贴肛周下沿,防止灌肠液流出,另一手将肛管轻轻拔出,置弯盘内。

(9)擦净肛周,协助患者取舒适卧位,灌肠液在体内保留10～20分钟后再排便。充分软化粪便,提高灌肠效果。

(10)清理用物。

(11)协助患者排便,整理床单位。洗手、记录。

五、注意事项

(1)灌肠液温度控制在38 ℃,温度过高损伤肠黏膜,温度过低可引起肠痉挛。

(2)灌肠如遇患者有便意、腹胀时,嘱患者做深呼吸,让灌肠液在体内尽量保留10～20分钟后再排便。

(3)消化道出血、急腹症、妊娠、严重心血管疾病患者禁忌灌肠。

六、相关护理方法

(一)人工取便术

(1)条件许可患者可帮助其取左侧卧位,双腿屈曲,背向操作者,暴露肛门,便于操作。

(2)患者臀下铺一次性尿垫保持床单位清洁,便器放置在床旁。

(3)戴一次性手套,在右手示指端倒1～2 mL的2%利多卡因,插入肛门停留5分钟,利多卡因对肛管和直肠起麻醉作用,能减少刺激,减轻疼痛。

(4)嘱患者张口呼吸,轻轻旋转插入肛门,沿着直肠壁进入直肠。

(5)手指轻轻摩擦,松弛粪块,取出粪块,放入便器,重复数次,直至取净,动作轻柔,避免损伤肠黏膜或引起肛周水肿。

(6)取便过程中注意观察患者的生命体征和反应,如发现面色苍白、出汗、疲惫等表现,应暂停,休息片刻,若患者心率明显改变,应立即停止操作。

(7)操作结束,清洗肛门和臀部并擦干,病情许可时可行热水坐浴,促进局部血液循环,减轻疼痛防止病原微生物传播。

(8)整理消毒用物,洗手并做记录。

(9)注意事项:有肛门黏膜溃疡、肛裂及肛门剧烈疼痛者禁用此法。

(二)便秘的护理

(1)正确引导,安排合理膳食结构。

(2)协助患者适当增加运动量。

(3)养成良好的排便习惯。

(4)腹部进行环形按摩,通过按摩腹部,刺激肠蠕动,促进排便。方法:用右手或双手叠压稍微按压腹部,自右下腹盲肠部开始,依结肠蠕动方向,经升结肠、横结肠、降结肠、乙状结肠做环形按摩,或在乙状结肠部,由近心端向远心端做环形按摩,每次5～10分钟,每日2次。可由护士操作或指导患者自己进行。

(5)遵医嘱给予口服缓泻药物,禁忌长期使用,产生依赖性而失去正常的排便功能。

(6)简便通便术包括通便剂通便术和人工取便术。是患者及家属经过护士指导,可自行完成的一种简单易行、经济有效的护理技术。常用剂通便剂有开塞露(由50%的甘油或少量山梨醇制成,装于塑料胶壳内一种溶剂)、甘油栓(由甘油和硬脂酸制成,为无色透明或半透明栓剂,呈圆锥形,密封于塑料袋内一种溶剂,需冷藏储存)、肥皂栓(将普通肥皂削成底部直径1 cm,长3～4 cm圆锥形栓剂)。具有吸收水分、软化粪便、润滑肠壁刺激肠蠕动的作用。人工取便术是用手指插入直肠,破碎并取出嵌顿粪便的方法。常用于粪便嵌塞的患者采用灌肠等通便术无效时,以解除患者痛苦的方法。

第九节　床上擦浴

一、目的

去除皮肤污垢,消除令人不快的身体异味,保持皮肤清洁,促进患者机体放松,增进患者舒适及活动度,防止肌肉挛缩和关节僵硬等并发症,刺激皮肤的血液循环,增加皮肤的排泄功能,防御皮肤感染和压疮的发生。适用于病情较重、长期卧床或使用石膏、牵引、卧床、生活不能自理及无法自行沐浴的患者,应给予床上擦浴适当刺激皮肤的血液循环,增加皮肤的排泄功能,防御皮肤感染和压疮的发生。皮肤覆盖于人体表面,是身体最大的器官。完整的皮肤还具有保护机体、调节体温、吸收、分泌、排泄及感觉等功能,是抵御外界有害物质入侵的第一道屏障。皮肤的新陈代谢迅速,其代谢产物如皮脂、汗液及表皮碎屑等能与外界细菌及尘埃结合成污垢,粘附于皮肤表面,如不及时清除,可刺激皮肤,降低皮肤的抵抗力,以致破坏其屏障作用,成为细菌入侵的门户,造成各种感染。因此,皮肤的清洁与护理有助于维持机体的完整性,给机体带来舒适感,可预防感染发生,防止压疮及其他并发症。

二、准备

(一)物品准备

治疗盘内:浴巾 2 条、毛巾 2 条、沐浴液或浴皂、小剪刀、梳子、50%乙醇、护肤用品(爽身粉、润肤剂)、一次性油布一条、手套。

治疗盘外:面盆 2 个、水桶 2 个(一桶内盛 50～52 ℃的温水,并按年龄、季节和生活习惯调节水温;另一桶接盛污水用)、清洁衣裤和被服,另备便盆、便盆巾和屏风。

(二)患者、操作人员及环境准备

患者了解床上擦浴目的、方法、注意事项及配合要点,根据需要协助患者使用便器排便,避免温水擦洗中引起患者的排尿和排便反射,调整情绪,指导或协助患者取舒适体位。操作人员应衣帽整齐,修剪指甲,洗手,戴口罩。环境安静、整洁、关闭门窗,室温控制在 22～26 ℃,必要时备屏风。

三、评估

(1)评估病情、治疗情况、意识、心理状态、卫生习惯及合作度。

(2)患者皮肤情况,有无感染、破损及并发症、肢体活动度、自理能力。

(3)向患者解释床上擦浴的目的、方法、注意事项及配合要点。

四、操作步骤

(1)根据医嘱,确认患者,了解病情。

(2)向患者解释说明目的、过程及方法。解除患者紧张情绪,使患者有安全感,取得合作。

(3)拉布幔或屏风遮挡患者,预防受凉并保护患者隐私,使患者身心放松。

(4)面盆内倒入 50～52 ℃温水约 2/3 处或根据患者的习性调节水温。

(5)根据病情摇平床头及床尾支架,松开床尾盖被,放平靠近操作者的床挡,将患者身体移向床缘,尽量靠近操作者,确保患者舒适,利用人体力学的原理,减少操作过程中机体的伸展和肌肉紧张及疲劳度。

(6)戴手套,托起头颈部,将浴巾铺在枕头上,另一浴巾放在患者胸前(每擦一处均应在其下面铺浴巾,保护床单位,并用浴毯遮盖好擦洗周围的暴露部位),防止枕头和被褥弄湿。

(7)毛巾放入温水中浸透,拧至半干叠成手套状,包在操作者手上,用毛巾不同面,先擦患者眼部按由内眦到外眦依次擦干眼部,再用较干的毛巾擦洗 1 遍。毛巾折叠能提高擦洗效果,同时保持毛巾的温度。

(8)操作者一手轻轻固定患者头部,用洗面乳或香皂(根据患者习惯选择),依次擦洗患者额部、鼻翼、颊部、耳郭、耳后直至额下、颈部,再用清水擦洗,然后再用较干毛巾擦洗一遍。褶皱部应重复擦洗如额下、颈部位、耳郭、耳后。

(9)协助患者脱下上衣,置治疗车下层。按先近侧后对侧,先擦洗双上肢(上肢由远心端向近侧擦洗,避免静脉回流),再擦洗胸腹部顺序(腹部以脐为中心,从右向左顺结肠走向擦洗,乳房处环形擦洗)。先用涂浴皂的湿毛巾擦洗,再用湿毛巾擦净皂液,清洗拧干毛巾后再擦洗干,最后用大浴巾边按摩边擦干。根据需要随时调节更换水温。擦洗过程中注意观察患者病情及皮肤情况,患者出现寒战、面部苍白时,应立即停止擦洗,给予适当处理。

（10）协助患者侧卧，背向操作者，浴巾一底一盖置患者擦洗部下及暴露部，依次进行擦洗后劲、背、臀部。背部及受压部位可用50％乙醇做皮肤按摩，促进血液循环，防止并发症发生。根据季节扑爽身粉。

（11）协助患者更换清洁上衣，一般先穿远侧上肢，再穿近侧、患侧，再穿健侧，可减少关节活动，避免引起患者的疼痛不适。及时用棉被盖好胸、腹部，避免受凉。

（12）更换水、盆、毛巾，擦洗患者下肢、足部背侧，患者平卧，脱下裤子后侧卧，脱下衣物置治疗车下层，将浴巾纵向垫在下肢，浴巾盖于会阴部及下肢前侧，依次从踝部向膝关节、大腿背侧顺序擦洗。

（13）协助患者平卧，擦洗两下肢、膝关节处、大腿前侧部位。

（14）更换温水、盆、毛巾，擦洗会阴部、肛门处（注意肛门部皮肤的褶皱处擦洗干净，避免分泌物滞留，细菌滋生），撤去浴巾，为患者换上干净裤子。

（15）更换温水、盆、毛巾，协助患者移向近侧床边，盆移置足下，盆下铺一次性油布或将盆放于床旁椅上，托起患者小腿部屈膝，将患者双脚同时或先后浸泡于盆内，浸泡片刻软化角质层，洗清双足，擦干足部。

（16）根据需要修剪指甲，足部干裂者涂护肤品，防止足部干燥和粗糙。

（17）为患者梳头，维护患者个人形象，整理床单位，必要时更换床单。

（18）协助患者取舒适体位后，开窗换气。

（19）整理用物，进行清洁消毒处理，避免致病菌的传播。

（20）洗手、记录。

五、注意事项

（1）按擦浴顺序、步骤和方法进行。

（2）擦洗眼部时，尽量避免浴皂，防止对眼部刺激。

（3）操作过程中注意观察患者的病情变化，保持与患者沟通，询问患者感受。

（4）擦洗动作要轻柔、利索，尽量注意少搬动、少暴露患者，注意保暖。

（5）擦洗时注意褶皱处如额下、颈部、耳郭、耳后、腋窝、指间、乳房下褶皱处、脐部、腹股沟、肛周等要擦洗干净。

（6）肢体有损伤者，应先脱健侧衣裤后脱患侧，穿时应先穿患侧后穿健侧，避免患者关节的过度活动，引起疼痛和损伤。

六、压疮的预防及护理

压疮是身体局部组织长期受压，血液循环障碍，局部组织持续缺血、缺氧、营养缺乏引起的组织破损和坏死。压疮可造成从表皮到皮下组织、肌肉，以致引起骨骼和骨关节的破坏，严重者可继发感染，引起败血症导致死亡。因此，护理人员要注意对患者进行压疮危险因素的评估，特别是对高危险人群要早预防、早发现、早治疗。适当的活动是预防压疮的最佳途径。

（一）压疮的预防

1.避免局部组织长期受压

经常翻身是卧床患者最简单而有效的解除压力的方法。对能自行翻身的患者，应鼓励和定时督促或协助翻身。当患者不能自主活动时如昏迷、瘫痪患者，自主活动受到很大限制的患者,如高龄、体衰、多发伤患者以及有感觉障碍时,自主进行活动受限,导致个人自理能力下降,使受压部位破溃的可能性明显增加。通常昏迷、脊髓受伤或糖尿病患者是压疮发生的潜在因素,应做到定时翻身,翻身时必须使患者保持处于稳定平衡的姿势,防止患者倾倒造成摔伤、扭伤及呼吸不畅等。意识的改变及感觉障碍患者:体位变换时的不当体位,造成关节处、骨突隆起处如股骨的大转子结节,更突出于体表,可使骨突起部位承受更多的压力,产生骨突起部位严重的血液循环障碍。所以患者取侧卧位时,应屈髋屈膝,两腿前后分开,身体下面的臂向前略伸,身体上面的臂前伸与腋呈30°,增大受压面积的同时,使患者身体下半身处于额前上棘与股骨大转子及下腿膝外侧所形成的三角平面内,防止体重集中压迫到额前上棘一点上,保持身体稳定平衡,防止压疮发生。翻身间隔时间,可根据病情及受压部位皮肤状况而定,至少每2个小时翻身一次,必要时每30分钟到1小时一次。并建立床头翻身卡,记录翻身时间、患者的体位及皮肤情况。翻身后应采取软枕予以支撑,极度衰弱和肢体瘫痪的患者,可使用肢体架或其他设备架空骨突出部,支持身体空隙处,防止对肢体压迫造成伤害。

2.避免摩擦力和剪切力

在协助患者翻身、更换床单、衣服及搬动患者时,要注意患者身体各个部分的位置,要抬起患者的身体,尤其是臀部要抬高,禁止拖、拉、拽等损伤皮肤。可以用吊架或提床单式的方式使患者变换体位,皮肤与床单之间不发生皮肤摩擦。需在床上解决大小便患者,使用便盆时应把患者臀部抬高,不可硬塞、硬拉,在便盆上垫软纸或布垫。患者取头高或取半卧位时,床头抬高<30°防止患者身体下滑,产生剪切力和骶部受压,同时在骶尾部垫棉垫圈,使骶尾部处于悬空,借助臀部丰富的皮下脂肪代替骶骨承担身体体重。

3.病情危重者

病情危重者及其他原因不宜翻身时,局部可用环形棉垫、海绵垫、枕头、高分子人工脂肪垫等,缓解骨隆突处压力。如压点移动性气垫,就是利用黑白充气囊交替膨胀与收缩,以此来移动压迫点分散体压。此外还有灌水垫、电动式气垫等,气垫床褥通过床垫气囊中的不同气流压力来分散患者身体受压部位,同时在身体空隙处垫海绵垫及软枕,增加受压面积,均能起到分散压力的效应。但都不能完全依赖用具,仍要强调定时翻身,预防受压。同时对局部受压部位作按摩,对已压红部位禁止按摩,按摩反而会加重皮肤的损伤。其方法:用50%乙醇或50%红花乙醇,涂抹患处,用手掌大小鱼肌处贴紧患处,均匀按向心方向,由轻到重,再由重到轻,按摩5分钟左右,加快血液循环,有效预防压疮的发生。

4.保护组织避免受不良刺激如潮湿

皮肤经常受到潮湿或排泄物刺激,皮肤表皮保护能力下降,局部剪切力和摩擦力增大,因此增加受压组织发生压疮的概率。老年人皮肤褶皱多,加之汗液、大小便失禁导致皮肤软化,应特别注意防止擦伤、撕裂。保持患者皮肤和床单位清洁、干燥、平整、无皱,直接接触的内衣要柔软,帮患者翻身要用力抬起,不能拖、推,以免擦伤。另外要每日用温水擦浴、擦背或用温热毛巾敷于受压部位,勤洗浴、勤换衣裤,保持皮肤干燥、光滑。皮肤褶皱处扑上一层薄的爽身粉,以减少摩擦力并吸收潮湿。动作要轻柔,防止损伤皮肤。注意不可让患者直接卧于橡胶单或塑料布上,局部皮肤可涂凡士林软膏以保护、润滑皮肤(禁止在溃疡的皮肤上涂抹)经常检查受压部位。

5.补充营养增加机体修复机制

蛋白质是机体组织修复所必需的物质,维生素 C 及锌在伤口愈合中亦起着很重要的作用。高蛋白、高热量、高维生素、富含钙锌的膳食,能保证机体供给,确保正氮平衡,加速疮面愈合。营养供给方式多样,可根据患者病情选择。

(二)压疮的护理

1.控制感染,预防败血症

减少或除去伤口不能愈合的局部性因素,高蛋白、高热量、高维生素、富含钙锌的膳食,纠正低蛋白血症,保障疮面愈合。

2.淤血红润期

淤血红润期为压疮的初期,受压部位出现短暂性血液循环障碍,组织缺氧,局部充血,皮肤出现红、肿、热、麻木或有触痛。压力持续 30 分钟后,皮肤颜色不能恢复正常,若能及时处理,短时间内能自愈,加热可使细胞新陈代谢增加,反而使组织缺氧,促使损伤加重,因而此期不主张局部热疗。增加患者翻身次数,避免局部过度受压,改善局部血液循环(紫外线、红外线照射等);避免摩擦、潮湿及排泄物的不良刺激的危险因素,阻止压疮继续发展,主要的护理措施:保持床单元干净、平整、无皱、无屑;保持良好体位,避免摩擦力和剪切力;加强营养摄入提高机体的抵抗能力。

3.炎性浸润期

损伤延伸到真皮层及皮下组织,由于红肿部位继续受压,血液循环得不到改善,静脉血回流受阻,受压局部表面静脉淤血,呈紫红色,皮下产生硬结,皮肤水肿而变薄,表皮有水疱形成。此时皮肤易破溃,患者有疼痛感,硬结明显。若不采取积极措施,压疮则继续发展。若能及时解除受压,改善血液循环,清洁疮面,仍可以防止压疮进一步发展。保护疮面皮肤,预防疮面感染。除继续加强以上措施,对于有水疱的部位,加强水疱的护理,未破的小水疱要避免摩擦,防止破裂感染,使其自行吸收。水疱较大或吸收较慢时,可在无菌情况下,用无菌注射器抽出水疱内的液体(保护水疱表皮完整性),消毒穿刺部位及周围,然后用无菌敷料覆盖并稍加压进行包扎,防止水疱渗液及感染。此期可继续用紫外线、红外线照射法(紫外线照射,有消炎和干燥作用,对各类细菌感染疮面均有较好的杀菌效果;红外线照射,有消炎、促进血液循环、增强细胞功能等作用,同时可使疮面干燥,减少渗出,有利于组织的再生和修复),遵医嘱每日或隔天照射一次,每次 15～20 分钟。

4.浅度溃疡期

此期全层皮肤破坏,可深及皮下组织和深层组织。表皮水疱逐渐扩散扩大,水疱破溃后,可显露潮湿红润的疮面,有黄色渗出液流出,感染后表面有脓液覆盖,致使浅层组织坏死,溃疡形成,患者疼痛加剧。主要是清洁疮面,去除坏死组织和促进肉芽组织生长,促使疮面愈合。此期护理原则是清创要彻底,直至出现渗血的新鲜疮面。可使用透明膜、水胶体、水凝胶等敷料覆盖疮面,此类保湿敷料及伤口覆盖膜可使伤口保持湿润,有利于坏死组织和纤维蛋白的溶解,并能保持、促进多种生物因子的活性;有利于细胞增殖分化和移行,加速肉芽组织的形成;还可避免敷料与新生肉芽组织粘连,更换敷料时造成再次机械性损伤,为疮面愈合提供适宜的环境。此期需要特别重视疮面的保护,避免疮面继续受压,应尽量保持局部清洁、干燥。可用鹅颈灯距疮面 25 cm 处照射疮面,每日 1～2 次,每次 10～15 分钟,照射后以外科换药法处理疮面。还可采用新鲜的鸡蛋内膜、纤维蛋白膜、骨胶原膜等贴于疮面治疗。因为此类内膜还有一种溶菌酶,能分解异种生物的细胞壁,杀死细菌,可视为消炎、杀菌剂。同时内膜含有蛋白质,能在疮面表层形成无色薄膜覆盖疮面,防止污染和刺激,减轻疼痛,促进炎症局限化,具有明显的收敛作用。

5.坏死溃疡期

此期是压疮的严重期。坏死组织侵入全层皮肤、肌肉、骨骼及韧带,感染可向周边及深部扩展,可深达骨面,时有窦管形成。坏死组织发黑,脓性分泌物增多,有臭味。严重者若细菌及毒素侵入血液循环可引起败血症及脓毒血症,造成全身感染,甚至危及生命。此护理原则是去除坏死组织,清洁疮面、促进肉芽组织生长,保持引流通畅,促进愈合。可采用清热解毒、活血化瘀、去腐生肌收敛的中成药,如中药生肌膏散、烧烫宁喷雾剂等有促进局部疮面血液循环,促进健康组织生长的作用。如疮面有感染时,先用生理盐水或 0.02％呋喃西林溶液清洗疮面,亦可采用甲硝唑湿敷或用生理盐水清理疮面,再涂以磺胺嘧啶银粉或选择使用湿润烧伤膏、生肌散等,也可用密闭性、亲水性、自黏性的新型系列敷料。对渗出性伤口可用高度吸收敷料,并保持敷料的密闭性,可促进自溶性清创,有利于焦痂的伤口可用含水胶体、水凝胶和藻酸盐类敷料,有助于腐肉的去除。对于溃疡较深、引流不畅者,应用 3％过氧化氢溶液冲洗,以抑制厌氧菌生长,再用非粘连性敷料填塞或水凝胶类敷料对伤口的腔道进行填充,可防止在伤口愈合前窦道的开口闭合。亦可采用空气隔绝后局部持续吸氧法治疗压疮,方法是用塑料袋罩住疮面并固定四周通过小孔向袋内吹氧,氧流量为 5～6 L/min,每日 2 次,每次 15 分钟。治疗完毕,疮面用无菌敷料覆盖或暴露均可。其原理是利用纯氧抑制疮面厌氧菌生长,提高疮面组织供氧,改善局部组织有氧代谢,并利用氧气流干燥疮面,促进结痂,有利于愈合。对长期保守治疗不愈合、创面肉芽老化、创缘有瘢痕组织形成,且合并有骨、关节感染或深部窦道形成者,应考虑进行减张肌皮瓣术、植皮等手术治疗。

第十节　患者的清洁卫生及护理

清洁是患者的基本需求之一,是维持和获得健康的重要保证,清洁可以清除微生物及污垢,防止细菌繁殖,促进血液循环,有利于体内废物排泄,同时清洁使人感到愉快、舒适。

一、头发护理

(一)床上梳发

1.目的

梳发、按摩头皮,可促进血液循环,除去污垢和脱落的头发、头屑,使患者清洁舒适和美观。

2.用物准备

治疗巾、梳子、30％乙醇、纸袋(放脱落头发)。

3.操作步骤

(1)铺治疗巾于枕头上,协助患者把头转向一侧。

（2）将头发从中间梳向两边，左手握住一股头发，由发梢逐渐梳到发根。长发或遇有打结时，可将头发绕在示指上慢慢梳理。避免强行梳拉，造成患者疼痛。如头发纠集成团，可用30％乙醇湿润后，再小心梳理，同法梳理另一边。

（3）长发酌情编辫或扎成束，发型尽可能符合患者所好。

（4）将脱落头发置于纸袋中，撤下治疗巾。

（5）整理床单，清理用物。

（二）床上洗发（橡胶马蹄形垫法）

1.目的

同床上梳发、预防头虱及头皮感染。

2.用物准备

治疗车上备一只橡胶马蹄形垫，治疗盘内放小橡胶单、大、中毛巾各一条、眼罩或纱布、别针、棉球两只（以不吸水棉花为宜）、纸袋、洗发液或肥皂、梳子、小镜子、护肤霜，水壶内盛 40 ～ 45 ℃热水，水桶（接污水）。必要时备电吹风。

3.操作步骤

（1）备齐用物携至床旁，向患者解释，以取得合作，根据季节关窗或开窗，室温以 24 ℃ 为宜。按需要给予便盆。移开床旁桌椅。

（2）垫小橡胶单及大毛巾于枕上，松开患者衣领向内反折，将中毛巾围于颈部，以别针固定。

（3）协助患者斜角仰卧，移枕于肩下，患者屈膝，可垫膝枕于两膝下，使患者体位安全舒适。

（4）置马蹄形垫垫于患者后颈部，使患者颈部枕于突起处，头在槽中，槽形下部接污水桶。

（5）用棉球塞两耳，用眼罩或纱布遮盖双眼或嘱患者闭上眼。

（6）洗发时先用两手掬少许水于患者头部试温，询问患者感觉，以确定水温是否合适，然后用水壶倒热水充分湿润头发，倒洗发液于手掌上，涂遍头发，用指尖揉搓头皮和头发，用力要适中，揉搓方向由发际向头顶部，使用梳子除去落发，置于纸袋中，用热水冲洗头发，直到冲净为止。观察患者的一般情况，注意保暖，洗发完毕，解下颈部毛巾，包住头发，一手托头，一手撤去橡胶马蹄垫。除去耳内棉球及眼罩，用患者自备的毛巾擦干脸部，酌情使用护肤霜。

（7）帮助患者卧于床正中，将枕、橡胶单、浴巾一起自肩下移至头部，用包头的毛巾揉搓头发，再用大毛巾擦干或电吹风吹干。梳理成患者习惯的发型，撤去上述用物。

（8）整理床单，清理用物。

4.注意事项

（1）要随时观察患者的病情变化，如脉搏、呼吸、血压有异常时应立即停止操作。

（2）注意室温和水温，及时擦干头发，防止患者受凉。

（3）防止水流入眼及耳内，避免沾湿衣服和床单。

（4）衰弱患者不宜洗发。

二、会阴部清洁卫生的实施

（一）目的

保持清洁，清除异味，预防或减轻感染、增进舒适、促进伤口愈合。

（二）用物准备

便盆、屏风、橡胶单、中单、清洁棉球、大量杯、镊子、浴巾、毛巾、水壶（内盛 50 ～52 ℃的温水）、清洁剂或呋喃西林棉球。

（三）操作方法

1.男患者会阴的护理

（1）携用物至患者床旁,核对后解释。

（2）患者取仰卧位。为遮挡患者可将浴巾折成扇形盖在患者的会阴部及腿部。

（3）带上清洁手套,一手提起阴茎,一手取毛巾或用呋喃西林棉球擦洗阴茎头部、下部和阴囊。擦洗肛门时,患者可取侧卧位,护士一手将臀部分开,一手用浴巾将肛门擦洗干净。

（4）为患者穿好衣裤,根据情况更换衣、裤、床单。整理床单,患者取舒适卧位。

（5）整理用物,清洁整齐,记录。

2.女患者会阴部护理

（1）用物至患者床旁,核对后解释。

（2）患者取仰卧位。为遮挡患者可将浴巾折成扇形盖在患者的会阴部及腿部。

（3）先将橡胶单及中单置于患者臀下,再置便盆于患者臀下。

（4）护士一手持装有温水的大量杯,一手持夹有棉球的大镊子,边冲水边用棉球擦洗。

（5）冲洗后擦干各部位。撤去便盆及橡胶单和中单。

（6）为患者穿好衣裤,根据情况更换衣、裤、床单。整理床单,患者取舒适卧位。

（7）整理用物,清洁整齐,记录。

（四）注意事项

（1）操作前应向患者说明目的,以取得患者的合作。

（2）在执行操作的原则上,尽可能尊重患者习惯。

（3）注意遮挡患者,保护患者隐私。

（4）冲洗时从上至下。

（5）操作完毕应及时记录所观察到的情况。

第十一节　清洁、消毒及灭菌

在医疗护理工作中正确的清洁、消毒、灭菌是预防医疗场所感染的重要措施。清洁是指清除物品上的一切污秽,如尘埃、污迹有机物等;消毒为消除或杀灭外环境中除细菌芽孢外的各种病原微生物的过程,称为消毒。灭菌即清除或杀灭外环境中一切微生物包括芽孢的过程。

一、清洁法

清洁是将物品用清水冲洗,再用肥皂水或洗洁精等刷洗,除去物品上的有机物,最后用清水冲净,常用于家具、地面、墙壁、医疗器械等物品消毒前的处理。清洁是消毒灭菌的必要准备工作,必须在消毒和灭菌前进行。

二、消毒、灭菌的方法

（一）物理消毒灭菌法

物理消毒灭菌法是利用热或光等物理因子作用,使菌体蛋白凝固变性,酶失去活性,结构破坏而死亡,方法有自然净化、机械除菌、热力消毒灭菌(干热或湿热)、辐射消毒灭菌、微波消毒灭菌、超生消毒灭菌等。

1.自然净化消毒灭菌

大自然通过日晒、雨淋、风吹、干燥、温湿度变化、空气中杀菌性化合物的作用、水的稀释pH值的变化、水中生物的拮抗作用等使自然净化。这种不经过人工消毒逐步达到无害的现象称为大自然的净化作用。常用的方法为日光曝晒和通风换气。

2.机械除菌

机械除菌是用机械方法,如冲洗、刷、擦、扫、抹、铲除和过滤等,除去物品表面、空气中、水中、人畜体表的有害微生物,虽然不能将病原微生物杀死,但可大大减少其数量,减少感染的机会,如空气洁净技术是通过三级过滤除掉空气中的微粒、尘埃(直径 $0.5\sim5\ \mu m$),选用合理的气流方式达到空气洁净的目的。

3.热力消毒灭菌

热力消毒灭菌主要是利用热力破坏微生物的蛋白质、核酸、细胞膜,促使其死亡的机制,从而达到消毒灭菌的目的。热力灭菌可分为干热和湿热两种。

(1)干热灭菌法:一般物品在 160 ℃的干热下,经 24 小时可杀死细菌繁殖体及芽孢。一般细菌繁殖体在 80 ～100 ℃的干热下,经 1 小时可被杀灭。①焚烧法:简单、彻底、迅速的灭菌法,常用于污染的废弃物,病理标本,特殊感染的敷料的处理,如破伤风杆菌、绿脓杆菌、气性坏疽感染的敷料等。②烧灼法:是直接用火焰灭菌,常用于培养器皿开启和关闭前瓶口的消毒,也可用于金属器械、搪瓷物品的紧急消毒,但此法对器械有一定的破坏作用。③干烧法:将器械放入干烤箱内灭菌,适用于高温下不损坏、不变质、不蒸发的物品,如油剂、粉剂、玻璃器皿、金属和陶瓷制品等的灭菌。④红外线辐射灭菌:红外线的杀菌作用与干烤相似,多用于医疗器械的消毒灭菌。

(2)湿热灭菌法:主要是通过凝固病原体的蛋白质达到杀死该微生物的目的。①煮沸消毒法:是一种简单、方便、经济的消毒法,但此法对芽孢的消灭不可靠,不能用于外科器械的灭菌。煮沸消毒法常用于食具、食物、棉织品、金属及玻璃器皿等消毒,煮沸消毒时间在水温达到100 ℃后再煮 5～15 分钟,即可达到消毒的目的。在煮沸消毒时,要注意下列事项:消毒物品应先清洁再煮沸;水量自始至终必须淹没所有消毒物品;根据消毒物品的性质决定其放入水中的时间:玻璃类在温水或冷水中放入,橡胶类物品在沸水中放入;较轻的物品要用纱垫或铁丝罩压住,有空腔的物品要将空腔内灌满水再放入,较小的物品要用纱布包好,将其浸入水中;消毒时间由水沸时间开始计算,中途加入其他物品时,应重新计算时间;锅盖要关闭紧密;消毒后应将物品及时取出,放置于无菌容器内。②压力蒸汽灭菌法:是医院使用最普遍,效果最可靠的一种首选灭菌法。优点是穿透力强,能达物品深部,灭菌效果可靠,能杀灭所有的微生物。无味、无毒性。常用于各类器械、敷料、搪瓷、橡胶、耐高温玻璃用品及溶液等的灭菌,对布类尤为适用,而尼龙与毛织品则不能应用。压力蒸汽灭菌可分为下排气压力灭菌器和预真空式压力灭菌器,下排气式压力灭菌器常用温度为 121 ℃,压力为 1.1～1.7 kg/cm²,时间为 30 分钟,预真空式压力灭菌器常用于温度为 132 ℃,压力为 2 kg/cm²,时间为 6～8 分钟。

4.巴斯德消毒法

巴斯德消毒法简称巴氏消毒法,是将水或蒸汽加热至 65～80 ℃,消毒 10～15 分钟,能有效的杀死各种细菌繁殖体和一般细菌,用于碗盆及搪瓷用品、牛奶的消毒。

(二)辐射消毒法

1.紫外线消毒法

紫外线属于电磁波辐射,杀菌最强的波长范围在 250～270 nm,紫外线所释放的能量较低,穿透力较弱。紫外线照射可以破坏菌体蛋白质,使之光解变性,降低细菌体内的氧化活性,使其丧失氧化能力,还可使微生物的 DNA 失去转化能力,同时使空气中的氧电离产生具有极强杀菌作用的臭氧。因此具有较好的杀菌作用,可杀灭包括杆菌、病毒、真菌、细菌繁殖体和芽孢等多种微生物。

(1)紫外线消毒法主要用于下列方面。①空气消毒:将紫外线灯固定在天花板或墙壁上离地 2.5 m 左右。一般室温下紫外线灯的输出温度最大,湿度在 40%～60% 时紫外线的杀菌效果最好,湿度超过 70% 杀菌效果急剧下降。②水消毒:水的厚度和水质都会影响消毒效果,被消毒的水的厚度不应超过 2 cm。③物品表面的消毒:紫外线穿透力弱,不能透过物体,只能作物体表面的消毒,消毒时紫外线必须直接照射在被消毒物品的表面,距离不超过 1 m,时间为 60 分钟。

(2)使用紫外线的注意事项:①紫外线灯管表面应常用 70% 酒精棉球擦拭,除去表面的灰尘与油垢,以减少对紫外线穿透力的影响。②紫外线灯管应定期用紫外线光敏涂料指示卡测定灯管的输出强度,方法是将指示卡置于离紫外线灯管 1 m 处中央位置,照射 1 分钟,根据照射后指示卡变色与标准色块比较,可知紫外线灯管辐射强度是否达到要求。③紫外线消毒的适宜温度为 20～40 ℃,相对湿度为 40%～60%,不适宜的温湿度会影响消毒效果。④紫外线透力弱,要根据有效的消毒时间翻动消毒物品,使各个方面都受到一定剂量的辐射。⑤使用紫外线注意保护眼睛和皮肤,使其不受紫外线直接照射,防止电光性眼炎和皮炎的发生。

2.电离辐射灭菌法

电离辐射灭菌法是利用 γ 射线、伦琴射线和其他电子射线的穿透力来杀死有害微生物的低温灭菌法。优点:穿透力强,不受包装限制,保持物品干燥,灭菌速度快,效果可靠,适用于不耐高温的物品。

缺点:基本费用高,需要经过培训的技术人员进行操作管理,多在大规模的工厂使用。

3.微波消毒灭菌

微波是一种波长 0.001～1 nm、频率为 300～3 000 000 mHz 的超高频电磁波。其工作原理是在波长为 0.001 电磁波的高频电场中,物品中的有机物,如细胞中的蛋白质、脂肪、碳水化合物和许多组织在电场的作用下,都具有极性分子的性质。极性分子高速运动引起互相摩擦,使温度迅速升高而达到消毒的目的。微波消毒多用于食品的加热或烹调,在医院中可用于检验室用品、小手术器械、无菌病室的食品、食具、药杯及其他物品的消毒。微波用于牛奶消毒时在 72 ℃ 照射 15 秒即可。微波消毒的优点在于作用时间短,普通加热只需要数分钟,被消毒的物品是由外向内同时加热。对包装较厚或导热性能差的物品也可进行消毒。

(三)化学消毒灭菌法

化学消毒灭菌法是利用液体或气体的化学药物抑制微生物的生长繁殖或杀死微生物的方法。凡不宜物理消毒灭菌的物品,都可以选用化学消毒灭菌法。

1.使用原则

(1)根据物品的性能及不同的微生物,选择使用的化学药品。

(2)严格掌握药品的浓度、使用时间及方法。

(3)浸泡前,要将物品洗净擦干,以免影响有效浓度,降低灭菌效果。

(4)挥发性较强的药物要加盖,如过氧乙酸。浸泡时,物品要全部浸没在消毒液内,并将器械的轴节打开。

(5)物品在浸泡消毒后,于使用前需用灭菌生理盐水冲净,以免药物刺激组织。

(6)按消毒灭菌剂的性能妥善保管。

2.使用方法

(1)擦拭法:选用易溶于水、穿透力强的消毒剂,在规定的浓度内,蘸取化学药液擦拭被污染的物体,达到消毒的方法。

(2)浸泡法:将被污染的物品洗净擦干后,浸泡于一定浓度的消毒液中,任一定的时间内达到消毒作用的方法。

(3)喷雾法:用喷雾器将化学消毒剂均匀地喷射在空间,在规定的时间内达到消毒作用的方法。

(4)熏蒸法:将消毒剂加热或加入氧化剂,使消毒剂成气体,在规定的时间和浓度内利用消毒剂所产生的气体达到消毒作用的方法,常用的如过氧乙酸、甲醛、乙酸等。

3.常用制剂

甲醛、戊二醛、环氧乙烷、过氧乙酸(PAA)、碘酊、漂白粉、乙醇、碘附等。

第三章　普通外科疾病的护理

第一节　概　述

一、普通外科疾病一般护理常规

(1)新入院患者,接待安置,介绍病区环境及入院须知,介绍责任护士及主诊、主治医师,并通知医师,及时在床旁询问患者并处理,急诊入院患者在无医嘱前应禁食水,对于急诊消化道出血的患者,立即建立静脉通道,快速补充血容量,一般应保持 2 条以上的静脉通道,如果患者周围循环衰竭,肢体血管静脉穿刺困难,应立即配合医师行大静脉置管或 PICC 置管,快速补充血容量,维持血压稳定。

(2)全面收集资料,测体温、脉搏、呼吸、血压、体重,做好入院评估,按病历书写规范及时完成护理首页记录及一般护理记录。新患者入院 3 日内,每日测体温 3 次,连续 3 日体温正常改为每日 1 次,异常者如体温高于 37.5 ℃ 每日测体温 3 次,连测 3 日,如体温高于 38 ℃ 每日测体温 4 次,体温高于 39 ℃ 则每日测体温 6 次,每日 14:00 记录 24 h 大便次数,大便异常者应及时通知医师留取标本送验并治疗。

(3)做好血、尿、粪常规,出凝血时间、血型,老年患者的血气分析及肝、肾、心、肺功能等检查。

(4)告诫患者要严格遵医嘱饮食,对于各种胃肠镜检查要按照检查前的饮食注意事项进行饮食,按时服用泻药排空肠道,要耐心地对患者做好心理护理。

(5)胃肠患者手术后,应鼓励患者及早下床活动,老年患者要指导咳痰,定时给予氧气雾化吸入,振肺仪辅助治疗,对于肠蠕动恢复较慢者遵医嘱给予乳酸红霉素等药物治疗及针灸,超声药物渗透等促排气治疗。

(6)对于胃肠手术后患者应密切观察病情,观察脉搏、呼吸、血压、体温、腹腔引流液的量及颜色,一旦在 24 小时内出血量达 800 mL,颜色鲜红,出现皮肤湿冷,脉搏细数,面色苍白,四肢冰冷,收缩压血压低于 90 mmHg 等休克现象,应立即通知医师并紧急处理。

(7)腹腔引流管及胃管护理:细心观察各种引流管引流情况,情况异常及时报告医师,引流袋需每日更换并计量。对于胃部术后留置胃管的患者,要严防胃管脱出,每日更换胃管胶布,每日早中晚冲洗胃管 3 次,患者下床活动时,要固定好各种引流管道,并告知患者固定的位置要低于引流口位置,严防引流液逆流导致感染。各种造口袋要及时观察周边有无外渗,引流液多时要及时处理并计量。

(8)按医嘱准确记录出入量及各种引流液的量。

二、普通外科疾病术前护理常规

(1)按普通外科疾病一般护理常规。

（2）护理评估。询问患者既往健康史及家族史。做好药物过敏试验并记录。

（3）术前宣教。

术前饮食指导：嘱胃部及肠道手术患者术前1日中午吃易消化的饮食如面条，面片汤等，12:00服用50％硫酸镁50 mL，随即饮水1500～2000 mL，18:00服用50％硫酸镁50 mL，随即饮水1 500～2 000 mL，对于肠蠕动较慢者，可以适量下床活动以促进肠蠕动，遵医嘱于13:00、16:00、19:00按时服用肠道消炎药（红霉素、甲硝唑、硫酸庆大霉素等），对于老年体弱的患者晚饭可以以口服SP、TPF-D、肠内AA粉等营养液替代，甲状腺、乳腺手术患者术前1日正常进食即可。

术前适应性锻炼：指导患者术后如何翻身、咳痰，并告之早期下床活动等预防肠道粘连的重要性。

（4）术前准备。

胃肠道准备：告知患者22:00后禁食水。

术前备皮：备皮时应注意动作轻柔，注意保暖。

颈部手术：由下唇至胸骨角，两侧至斜方肌前缘。

乳房及胸部手术：上至锁骨上部，下至肋缘下，患侧乳房或胸部过同侧腋中线，至对侧腋中线，包括同侧上臂和腋窝皮肤。

腹部手术：上至乳头连线，下至耻骨联合，两侧至腋后线，并剃去阴毛。

会阴及肛门部手术：上至耻骨联合，下至肛门周围，两侧至大腿上1/3内侧及腹股沟部。

腹股沟部手术：上至脐部，下至肛门部，对侧至腹股沟部，同侧至大腿内侧上1/3处。

下肢手术：以切口为中心，上、下延长20 cm并环绕肢体的皮肤。

物品准备：遵医嘱给予术中特殊带药（抗肿瘤用药氟尿嘧啶等），将病历、X线片、CT片、术中用药及腹带等手术所需物品与手术室护士核对好后让其带入手术室。

卫生准备：术前1日应进行卫生整顿，如洗澡、剪指甲、剃胡须、理发、更换病号服等。

术日护理：术日晨遵医嘱放置胃管，肌内注射硫酸阿托品，排空膀胱。进入手术室前，应嘱患者取下义齿、眼镜、手表、发夹、耳环、项链等饰物交由家属保管。

三、普通外科疾病术后护理常规

（1）按普通外科疾病一般护理常规。

（2）病情观察。

生命体征：了解患者麻醉方式和术中情况，术后回病房后严密观察患者生命体征变化，测体温、脉搏、血压、呼吸1次，大手术者每15～30分钟监测脉搏、血压、呼吸1次，病情稳定后，改为每4小时测生命体征1次并记录。术后患者意识恢复较慢时，注意有无肝功能损害、低血糖、脑缺氧、休克等所致的意识障碍。

伤口：观察患者手术切口有无渗血、渗液。一旦发现出血，应观察其出血量、速度、血压、脉搏；如有休克征象，及时报告医师，进行处理。除药物止血外，必要时准备手术止血。如需再次手术，配合做好术前准备。患者切口有渗血、渗液时，应立即更换敷料。

引流：观察并记录引流液的性质和量。如短时间内引流量异常增多，则有继发性出血的可能，结合患者血压和心率的情况，报告医师并配合进行对症处理。

卧位:①腰麻术后去枕平卧 6 h,以防低颅压性头痛,如发生头痛,可取头低脚高位。②硬脊膜外麻醉后:根据患者病情,可取平卧位、侧卧位或半卧位。③全身麻醉后去枕平卧 6 h,麻醉清醒后,腹部手术患者应取半卧位,以减轻腹部伤口张力、利于渗出液向盆腔积累,预防膈下脓肿,减少毒物吸收,促进伤口愈合。

引流管护理:普通的引流管有胃管、肠管、腹腔双套管、骶尾引流管、留置导尿管及各种伤口、脓肿的引流管等。各种引流管的安放可以引流消化道、胆道及体腔的各种积液,有助于疾病的诊断、治疗和病情观察。因此应做好以下的护理:①引流管固定要稳妥,引流管的长度要适宜,以便于患者翻身、坐起等活动,防止脱落、扭曲。对于麻醉未完全清醒和烦躁不安的患者应有安全防护措施,防止自行拔管。②保持引流管通畅,使其起到充分引流的作用。各种引流管的接口径要大,防止血块或残渣堵塞。胃肠减压管应保持通畅并持续负压吸引,每 6 小时冲洗 1 次。③密切观察各种引流液的性质和量,并准确记录。④定时更换引流管、引流袋,更换时应严格无菌技术操作,防止逆行感染。

(3)术后不适的观察和护理

疼痛:术后 1～2 日患者可出现不同程度的切口疼痛,表现为不愿主动翻身、活动、咳嗽、表情痛苦。护士应给予心理安慰,鼓励患者主动活动,在患者翻身、活动、咳嗽时,协助患者双手按压切口处以减轻疼痛。患者疼痛剧烈时,遵医嘱给予镇痛药。

恶心、呕吐:因术中麻醉药物的不良反应,多数患者术后会出现不同程度的恶心、呕吐,患者呕吐时,护士应协助患者头偏向一侧,及时清除呕吐物。呕吐严重时,报告医师。

腹胀:术后早期腹胀常是由于胃肠道蠕动受抑制,肠腔内积气无法排出所致。腹腔镜手术由于术中 CO_2 气腹,患者腹胀更为明显。随着胃肠功能恢复、肛门排气后症状可缓解。若手术后数日仍无肛门排气、腹胀明显,应报告医师进行进一步处理。

(4)术后并发症的观察和护理

出血:术中止血不彻底或术后缝线脱落均可引起术后出血,出血量少时形成局部血肿,出血量多时则可发生出血性休克。因此要密切观察患者生命体征,对放置引流管的患者,应记录引流液的性质和量。

切口感染:术后 3～5 日,如患者出现体温升高、脉搏细速、局部红肿、压痛明显、白细胞计数升高等现象,应考虑切口感染,根据病情给予抗生素、理疗等治疗。

呃逆、腹胀:①呃逆:多为短暂性的,为膈肌痉挛所致。可通过抽出胃内容物,使用少量镇静药或穴位封闭以解除呃逆。②腹胀:术后由于胃肠蠕动受抑制所致。应根据病情,鼓励并协助患者术后 24 小时开始翻身,促进肠蠕动使之及早排气,以解除腹胀。如肠蠕动恢复缓慢,可协助进行腹部按摩,必要时给予肛管排气,胃肠减压或药物治疗。

肺部并发症:是患者术后发生肺不张、肺部感染、肺水肿、成人型呼吸窘迫综合征等各种肺部异常的统称。与术中麻醉、术后切口疼痛、术后机体抵抗力下降、输液量及速度不当等因素有关。因此,术后 24 小时应鼓励、协助患者翻身活动,同时给予双肺区的叩背,协助患者保护切口,做深呼吸运动、咳嗽、排痰,以便及时清除呼吸道分泌物;如痰液黏稠不易咳出时,应给予超声雾化吸入或口服祛痰药,对咳嗽乏力的患者,必要时使用支气管镜吸痰。

尿潴留、尿路感染:由于术中麻醉对膀胱逼尿肌的影响和不习惯于床上排尿,术后易出现尿潴留。对术后 12 小时内不能自行排尿且膀胱充盈的患者,应行留置导尿。长期留置导尿管者易发生尿路感染。因此,对留置尿管者应保持会阴部清洁、干燥;留置尿管每周更换 1 次,引流袋每周更换 2 次。已发生尿路感染的患者应选用有效的抗生素治疗。

下肢深静脉血栓:肥胖及活动受限的患者易发生下肢深静脉血栓,其主要症状为患肢疼痛、肿胀、压痛等,因此对患肢应注意观察其下肢有无以上症状,以便及时治疗。术后应鼓励并协助患者早期活动,以预防深静脉炎发生。

维持水电解质酸碱平衡:术后禁食的患者给予输液,以维持其水电解质和酸碱平衡。准确记录患者 24 小时的出入量。

预防口腔炎、腮腺炎:正常人唾液中溶菌酶有抑菌作用,而术后禁食的患者,由于抵抗力下降,唾液分泌减少易并发口腔炎、腮腺炎,因此,根据患者口腔的 pH 值选择口腔护理液,进行口腔护理,每日 4 次。

预防压疮:根据术后病情协助并鼓励患者翻身,必要时每 2 小时翻身 1 次,给予温水擦背,按摩背部和骨突处皮肤,每日 3 次,以促进血液循环,使皮肤清洁干燥,同时注意保持床单平整,防止发生压疮。

第二节　胃肠系统解剖生理

胃肠系统由口、咽、食管、胃、小肠和大肠及附属器官、消化腺(唾液腺、肝脏、胆囊、胰)组成。主要功能是摄取营养和消化食物。

一、胃

(一)胃的解剖

胃位于腹腔内左上方,上连食管的一端为贲门,下接十二指肠的一端为幽门。胃的上缘凹而短,称胃小弯;下缘凸而长,为胃大弯。在离幽门 5～6 cm 处的胃小弯有一凹陷,叫角切迹(亦称幽门窦切迹)。胃可分为 3 个部分:①胃底:高出贲门水平的部分;②胃窦:位于角切迹右方;③胃体:介于胃底与胃窦之间。

(二)胃的生理功能

(1)贮存和搅拌食物成食糜,并将食糜分次排至小肠。

(2)分泌胃液和消化酶,如凝乳酸、解脂酸和胃蛋白酶原。其中胃蛋白酶原在胃液内盐酸的作用下转变为胃蛋白酶,将食物中蛋白质水解成为蛋白脉和蛋白胨,为小肠的进一步消化和吸收做准备。

(3)生成内因子,促进维生素 B_{12} 的吸收。

二、小肠

(一)小肠的解剖

小肠是指胃幽门至盲肠之间的一段肠管,分为十二指肠、空肠和回肠三部分。三部分之间无明显的解剖标志,一般认为:小肠上段 2/5 为空肠,位于左上腹和右上腹;下段 3/5 为回肠,分布于下腹和盆腔。十二指肠与空肠交界处位于横结肠系膜根部、第 2 腰椎的左侧,为十二指肠空肠悬韧带(Treitz 韧带)所固定。空肠和回肠通过小肠系膜附着于腹后壁,活动度大。小肠肠壁分为:浆膜层、肌层、黏膜下层、黏膜层。

(二)小肠的生理

1.消化、吸收功能

除了接受胰液和胆汁,小肠黏膜腺体能分泌含有多种酶的碱性肠液,使食糜在小肠分解成葡萄糖、氨基酸、脂肪酸后经小肠黏膜吸收。

2.吸收内源性物质

其主要成分为水、电解质、各种维生素及胃肠道分泌液和脱落的胃肠道上皮细胞。男性成人这些内源性物质的液体量估计每日达 8 000 mL 左右,因此,小肠疾病如肠梗阻或肠瘘发生时,可引起严重营养障碍和水电解质紊乱。

3.分泌多种胃肠激素

如肠促胰液素、肠高血糖素、生长抑素、抑胃多肽、胃动素、缩胆囊素、血管活性肠肽等。

三、大肠

(一)大肠的解剖

大肠起自盲肠,止于肛门,由结肠、直肠、肛管三个部分组成。

结肠包括盲肠、升结肠、横结肠、降结肠和乙状结肠,下接直肠。成人大肠长约 1.5 m。在末端回肠进入盲肠处有回盲瓣,具有括约肌,可防止回肠内容物过快进入结肠,有利于小肠对食物的消化和吸收,并能阻止结肠内容物反流回小肠。

结肠的肠壁分为四层:黏膜层、黏膜下层、肌层和浆膜层。结肠的外层有三条纵行的结肠带,结肠带之间有多个结肠袋,结肠壁上有多个脂肪垂,这是结肠的解剖标志。

直肠是结肠的延续,上接乙状结肠,下连肛管,长 12～15 cm,直肠上端大小似结肠,下端扩大成直肠壶腹,是粪便排出前的暂存部位。直肠壶腹部黏膜有上、中、下三个横行的半月形皱襞,称为直肠瓣,有阻止粪便排出的作用,黏膜在近肛管处有 8～10 个隆起的纵行皱襞,为肛柱。肛柱内有直肠动脉终末支和由直肠上静脉丛形成的同名静脉,内痔即由此静脉丛曲张扩大而成。在直肠与肛管交界处,由肛瓣及肛柱下端组成呈锯齿状的线,称齿状线。

齿状线解剖及临床特点见表 3-1。

表 3-1　齿状线解剖及临床特点

项目	齿状线以上	齿状线以下
结构	黏膜	皮肤
动脉血供	直肠上、下动脉	肛门动脉
静脉回流	痔内静脉丛回流至门静脉	痔外静脉丛回流至下腔静脉
神经支配	受自主神经支配,无疼痛感	受脊神经支配,疼痛敏感
淋巴回流	腹主动脉周围或髂内淋巴结	腹股沟淋巴结或髂外淋巴结

肛管是消化道的末端,上自齿状线,下至肛缘,长约 3 cm。肛门括约肌分为外括约肌与内括约肌,外括约肌由皮下部、浅部和深部三个部分组成;内括约肌由外层纵肌和内层环肌组成。

在未排便时,肛门处于紧闭状态。

直肠肛管的血液供应来自直肠上动脉、直肠下动脉、肛门动脉和骶中动脉。直肠上动脉是直肠供应动脉中最主要的一支,它来自肠系膜下动脉。

直肠肛管静脉丛有两个:直肠上静脉丛,位于齿状线上,经肠系膜下静脉回流至门静脉;直肠上静脉丛,位于齿状线下,回流至下腔静脉。

(二)大肠的生理功能

结肠的主要功能是吸收水分、电解质和葡萄糖,储存和排泄粪便,并利用某些细菌合成维生素 K、维生素 B 复合物;分泌碱性黏液,润滑结肠壁,以利于粪便移动。

直肠、肛管的主要功能是排便。排便时通过结肠蠕动,粪便由乙状结肠送至直肠,产生便意,同时肛管外括约肌反射性松弛,粪便经肛门排出体外,排便后括约肌收缩,肛门紧闭。但若经常抑制便意,粪便在大肠内停留过久,水分被吸收而变干硬,易造成便秘。

四、胆道的解剖生理

(一)胆道解剖

胆道系统起自肝内毛细胆管,再汇成肝内左右肝管,于第一肝门处形成肝外左右肝管,在肝门下方会合成肝总管,与胆囊管相连成胆总管,再与主胰管汇合形成肝胰(Vater)壶腹后与十二指肠贯通连接。

胆囊紧贴于肝脏脏面 H 形沟内的胆囊窝,相当于右锁骨中线与第 9 肋软骨相交处似梨状的薄壁囊状器官,可储存胆汁 40～60 mL,分为底、体、颈三部分。底部圆钝,壁薄,可在肝缘下部显露,当胆囊扩张时,可触及随呼吸上下活动的肿块。胆囊颈部呈囊状膨大,称 Hartmann 袋,胆囊结石常嵌顿于此。胆囊颈部向下延续与胆总管连接段为胆囊管。肝总管与胆囊管汇合成胆总管,长 7～9 cm,直径 0.6～0.8 cm,分为十二指肠上段、后段、胰腺段及肠壁内段四部分。多数人的胆总管与主胰管汇合成一个稍扩大的 Vater 壶腹部,再开口于十二指肠乳头,十二指肠壁内段和壶腹外层有 Oddi 括约肌围绕,控制胆总管开口及防止十二指肠液的反流,调节胆汁的流动。

(二)胆道的生理功能

1.胆汁的生成和代谢

正常人每日肝细胞分泌黄绿色胆汁 600～1000 mL,其主要成分是水,占 97 %,溶质有胆盐、胆色素、胆固醇、磷脂酰胆碱(卵磷脂)、脂肪酸、电解质和大量的肝代谢产物。胆盐的作用主要是增加脂肪的溶解度,使其分解成小分子通过肠壁。胆汁流经肝细胞之间的毛细胆管,在肝内胆管逐渐汇合后由肝外胆管流入胆囊。

2.浓缩和贮存胆汁

胆囊黏膜具有吸收水和电解质的功能,能将淡黄色稀薄的肝胆汁浓缩 5～10 倍后转为棕黄色黏稠的胆囊胆汁,贮存于胆囊中,少量直接进入肠道。胆总管口 Oddi 括约肌在空腹时处于收缩状态,以保持胆总管内压达 2.94 kPa<30 cmH_2O,相当于胆囊收缩时排胆汁的压力,使胆汁能贮存于胆囊中。

3.运输胆汁并调节胆汁的排出

当脂质饮食及酸性胃液进入十二指肠后,刺激肠黏膜分泌缩胆囊素,当胆囊内压力高达

2.94 kPa(30 cm H_2O)时,Oddi 括约肌与十二指肠松弛,胆道括约肌开放,贮存于胆囊中的大量胆汁排空入肠。当胆总管梗阻、炎症刺激时,管内压上升超过 2.94 kPa(30 cm H_2O),可以抑制肝细胞分泌胆汁,又因排胆不畅,使胆汁淤滞,固体成分沉淀,为结石的形成提供条件。

第三节　胃肠系统特殊检查及其护理

一、钡餐检查

钡餐检查目的在于通过口服钡剂,在 X 线下观察胃的形状及有无溃疡、肿瘤和憩室。检查前的准备及注意事项如下:

(1)向患者及家属解释钡餐检查的目的、过程,消除其顾虑。

(2)检查前 1 日 21:00 后禁食、禁饮至检查完毕。

(3)检查完毕做口腔清洁,若患者无不适,则可进食。

(4)鼓励患者多喝水,以利钡剂及时排出。

(5)事先告诉患者检查后的大便是白色的,以免患者不安。

(6)检查前或检查中,若患者有呼吸困难、休克、心脏衰竭或肠梗阻,禁忌做此检查。

二、胃镜检查

胃镜检查的目的是在直视下观察胃壁黏膜情况,有无溃疡、肿瘤,同时可取下病变部位组织做病理分析,是确诊胃病变最常用的方法。检查准备及注意事项如下:

(1)向患者解释行胃镜检查的目的、重要性和方法,并教会患者如何配合检查,如胃镜纤维探头插入喉部时,有恶心、呕吐的感觉,做深呼吸可以缓解症状,并配合做吞咽动作,能促使纤维探头顺利进入胃内。

(2)检查前一天改吃容易消化的饮食,21 时后停止进食、饮水、吸烟,直至检查完毕。凡确诊有胃潴留者,检查前一天改吃流食,并于晚上洗胃。

(3)有假牙者检查前取下妥善保管。

(4)检查前排空小便。

(5)检查前 30 分钟,给予口服消泡剂 5 mL。

(6)检查前 5~10 分钟,用局麻喷雾麻醉法麻醉咽部。

(7)胃镜取出后,做口腔护理。

(8)检查后 1.5~2 小时方可喝水,如无反呛则进软食。凡做了活检者,当日中餐进温凉流质饮食,晚餐进半流质饮食。

(9)术后如有咽喉部不适,应尽量避免剧咳,以防损伤喉黏膜。

(10)术后休息 1 日,不要骑自行车或开车。

三、钡灌肠

钡灌肠是最常用的大肠 X 线检查方法。通常是经置入直肠内的肛管缓慢地灌入 300~400 mL 硫酸钡混悬液,并在透视控制下观察到钡影充盈盲肠为止。钡灌肠可观察大肠的形状,以及有无通过障碍、溃疡、肿瘤或憩室。

（1）检查前日晚餐后开始禁食至检查完毕。

（2）检查前1～2小时,经清洁灌肠。

（3）检查后2～3日,可能会出现白色粪便,应预先告诉患者,以免不安。

（4）若怀疑下肠道有完全性肠梗阻,禁做此检查。

四、口服法胆囊造影

口服法胆囊造影是口服造影剂(常用的为碘番酸)后,药物通过小肠黏膜吸收,经肝随胆汁排入胆囊后行X线摄影检查,可动态观察胆囊的浓缩及收缩功能,有无结石、肿瘤及息肉等。

（1）检查前一日,中午进食高脂肪餐(荷包蛋),以利胆汁排空,晚餐应进低脂饮食避免胆囊收缩。

（2）检查前日19时起口服碘番酸片,每5分钟1片,半小时内服完6片,服药后禁食。

（3）检查当日禁食,清晨清洁灌肠,排空大便,以免大便阴影影响胆囊的显示。

（4）服药后观察有无呕吐、腹泻等反应。如呕吐剧烈,可能是药物吸收差,宜取消造影。口服法胆囊造影受多种因素影响,如肝功能不佳、黄疸、禁食和低脂肪餐、胆囊管闭塞或慢性胆囊炎症无收缩功能,或肠道准备差、有气体阴影等均可影响诊断的准确性,近年来已被B超检查所取代。

五、静脉法胆道造影

经静脉注射胆道造影剂,30％或50％胆影葡胺后,药物以高浓度从胆汁排出而使胆道显影。主要适用于观察胆管、胆囊形态,有无充盈缺损,以及口服法胆囊不显影者。静脉法胆道造影是一种排泄性造影,胆道显影常受肝功能状态的影响,肝功能受损或有明显黄疸者多不显影。少数患者对造影剂有过敏反应,甚至很严重。近几年来,其应用有减少的趋势。

（1）检查前做碘试验:采用静脉注射法、皮内注射法、眼球结膜试验、口腔黏膜试验,其中以静脉注射法最为可靠。具体方法如下:

静脉注射法:缓慢注射同批量的30％的造影剂1 mL,观察15分钟,如出现皮肤瘙痒、荨麻疹、喷嚏、咳嗽、心悸、呕吐等则为阳性。

皮内试验:用造影剂的10倍稀释液0.1 mL做前臂皮内注射,5分钟后若局部红晕超过2 cm,且有伪足者为阳性。

眼球结膜试验:将造影剂1～2滴滴入一侧眼睑内,5分钟后对照观察双眼。若滴药侧结膜充血、红肿、流泪则为阳性。

口腔黏膜试验:滴2滴造影剂于舌下,5～10分钟后若出现口唇麻木、流涎、恶心、呕吐及荨麻疹则为阳性。

（2）检查前2日进少渣少产气食物,如牛奶、糖、青菜等,口服活性炭0.9 g,3次/d。

（3）检查前1日中午进高脂肪餐(胆囊切除者除外),晚餐后禁食。口服轻泻剂,清除肠道内容物。

（4）检查当日空腹,排空大便。

（5）备药30％或50％胆影葡胺20 mL,50％葡萄糖溶液20 mL。

六、经皮肝穿刺胆道造影和经皮肝穿刺置管引流(PTC ＆ PTCD)

在X线电视和B超导向下,操作者用套管穿刺针,自患者右腋中线第6～8肋间,经皮穿刺进入胆管。可清晰地显示肝内外胆管和梗阻部位,重度梗阻性黄疸患者施行 PTC 后,置肝胆管内引流减压,可防止 PTC 后漏胆汁导致腹膜炎的危险,缓解梗阻性黄疸,改善肝功能。PTC 是一种损伤性检查,可合并胆汁漏、出血、感染,必须严格掌握适应证和禁忌证。

适应证:①梗阻性黄疸;②胆管结石;③胆道损伤后的狭窄或梗阻;④口服或静脉胆道造影显影不良;⑤胆道手术后黄疸;⑥先天性胆道畸形;⑦经内镜逆行胰胆管造影失败者;⑧节段性硬化性胆管炎。

对碘过敏者、有明显出血倾向者、血小板计数低于 4 万者、凝血酶原时间明显延长者、慢性衰竭的危重患者、大量腹水或肝功能衰竭者禁用。

术前应用抗生素,做碘过敏试验,注射哌替啶、安定镇静。检查中应静脉补液和给止血药,患者取仰卧位或右侧抬高位,两臂置脑后。

术后护理:

(1)卧床休息 24 小时,每小时测量血压、脉搏、呼吸,连续监测 3~4 次至稳定。

(2)下胸部与上腹部用腹带均匀加压包扎观察腹部情况。PTC 术后须严密观察有无胆汁漏、出血、感染。

(3)置管应妥善固定,连接于消毒管和引流瓶内,穿刺孔定期用碘酒、酒精消毒。注意引流液的颜色和量。

(4)术后 3 日内防止患者剧烈咳嗽和呕吐,以免导致引流管脱出,发生胆汁漏或出血。

(5)如引流不畅,应及时查明原因,协助医师进一步处理。

(6)造影后可抽出造影剂,减少刺激反应。

(7)碘过敏者不能做 PTC,但可在 B 超下行 PTCD。有明显出血倾向及肝、肾功能差伴大量腹水者应属禁忌。

七、经内镜逆行胰胆管造影

在直视下将纤维十二指肠镜由食管插至十二指肠降部,再经乳头开口处插管至胆总管或胰管内,注入显影剂行逆行造影,可检查胆道梗阻的部位及诊断胆道、胰腺异常病变。

(1)术前 3 日内查白细胞及分类、表面抗原(HBsAg)、血清淀粉酶、出凝血时间、血小板及做碘过敏试验。

(2)检查前日 21 时后禁食至检查完毕。

(3)备药:山莨菪碱(654-2)、安定、阿托品、复方达克罗宁、76 %复方泛影葡胺 40 mL。

(4)术后 2 小时可进食或遵医嘱,如有腹痛或疑有穿孔、急性胰腺炎等并发症时应加强观察,及时与医师联系。

八、术中和术后经 T 管胆管造影

胆道手术中,可经胆囊管向胆总管插管注入造影剂,显示肝内胆管,决定是否探查胆总管,鉴别胆道系统是否有残留结石、蛔虫或其他病变。术后,在拔管前再次直接胆管造影,了解胆管内病变。造影时应避免过冷的造影剂刺激胆管。先将 T 形管内气体抽出,再用极小压力缓慢注入造影剂。造影后应开放 T 形管引流至第 2 日,以免造成逆行性肝内胆管及胰管的炎症。胆道感染者禁用。

九、纤维胆道镜检查

适用于胆道探查、术中造影后的检查、取石、取虫、息肉或肿瘤组织活体检查、胆道出血定位、置管溶石等。

（1）检查前做碘过敏试验，术晨禁食。

（2）器械准备：①检查胆道镜及附件的功能，防止断裂后损伤胆管或残留在胆管内；②灭菌消毒：硬性胆道镜、纤维镜用 2 ％戊二醛溶液浸泡 4～10 小时即可应用。

（3）严密观察术后有无并发症：如术后发热，常提示胆管炎症；如出现腹痛、生命体征的改变，应警惕术中可能并发的瘘管、穿孔、出血等。

十、纤维结肠镜检查

纤维结肠镜经肛门插入肠道后，即可在直视下观察肠道黏膜表面的形态，发现肠壁肿瘤、息肉，并取标本做切片检查或在直视下将息肉摘除。

（1）术前向患者及家属解释检查的目的、方法，使其能理解、配合，消除不必要的顾虑。

（2）检查前一日进无渣饮食，如牛奶、蒸蛋、豆浆、菜汤、饮料等。

（3）检查前日晚，按规定时间将甘露醇 60 g 加开水 300 mL 冷却后一次服下，半小时内再饮糖盐开水 1500～2000 mL（上午检查者先天晚上 10 时服药，下午检查者当天上午 10 时服药）。服药后不再进食，检查前可进食适量糕点。

（4）行息肉摘除者，检查前须查出血、凝血时间及血小板。

（5）息肉摘除者的肠道准备改用大黄 20 g、芒硝 20 g、甘草 3 g、开水 1000～1500 mL 浸泡 1 个小时以上，半小时内服完，服药时间同上。

（6）在插管过程中，配合做深呼吸，可以缓解腹胀不适。

（7）检查完后患者若无不适现象，则可进食清淡饮食。

（8）对施行息肉切除的患者，应严密观察有无肠出血或穿孔等并发症的发生。

第四节　普外科常见症状护理

一、恶心与呕吐

(一)概述

呕吐是胃内容物反入食管，经口吐出的一种反射动作。可分为 3 个阶段，即恶心、干呕和呕吐，但有些呕吐可无恶心或干呕的先兆。呕吐可将咽入胃内的有害物质吐出，是机体的一种防御反射，有一定的保护作用，但大多数并非由此引起，并且频繁而剧烈的呕吐可引起脱水、电解质紊乱等并发症的发生。

(二)常见原因及表现

1.胃源性呕吐

胃源性呕吐由胃黏膜的炎症或胃黏膜受物理、化学、细菌毒物的刺激，幽门痉挛与梗阻等引起。呕吐物多有消化液及食物，若有胆汁反流入胃则呕吐物常含绿色胆汁；若有慢性胃出血，血液与胃酸发生反应而呈咖啡色；呕吐物含有宿食和腐败气味提示幽门梗阻。

2. 反射性呕吐

反射性呕吐由腹腔内感觉神经受刺激引起,如急性胆道疾患、急性胰腺炎等,呕吐时常伴有恶心,有明显的上腹痛,呕吐后并不感到舒适。

3. 精神因素

如胃肠道神经官能症,呕吐常与情绪有关,呕吐后饮食正常,即使长期呕吐,全身营养状况尚好。

(三)护理

1. 评估

评估呕吐的原因、频率、时间,是否伴有恶心,呕吐方式,呕吐物的性质、量、颜色和气味及呕吐后症状改善的情况。一般成年人胃内容量约 300 mL,幽门梗阻者量可较多。剧烈频繁的呕吐会导致大量胃液丢失,要注意有无脱水、电解质紊乱。长期呕吐而不能进食可导致营养不良。

2. 休息与体位

呕吐时如病情允许应帮助其坐起,如不能坐起者可侧卧、头偏向一侧,避免误吸。

3. 治疗护理

按医嘱应用止吐药及其他治疗。按治疗计划口服或静脉补充水分和电解质。剧烈呕吐不能进食或严重水电解质失衡时,主要通过静脉输液给予纠正。

4. 心理护理

关心患者,了解其心理状态,耐心解答患者及家属提出的问题。向患者解释精神紧张不利于呕吐的缓解,特别是有的呕吐与精神因素有关,紧张、焦虑还会影响食欲和消化能力,而治病的信心及情绪稳定则有利于症状的缓解。指导患者运用深呼吸、转移注意力等放松技术,减少呕吐的发生。

5. 生活护理

对行动不便或呕吐严重者应协助患者完成个人日常生活活动,如进食、口腔清洁、皮肤清洁及排泄等。

二、腹泻

(一)概述

正常人的排便习惯多为每日 1 次,有的人每日 2~3 次或 2~3 日 1 次,只要粪便的性状正常,均属正常范围。腹泻是指排便次数多于平日习惯的频率,粪质稀薄。

(二)常见原因及表现

腹泻多由肠道疾病引起,其他原因有药物、全身性疾病、过敏和心理因素等。发生机制为肠蠕动亢进或肠吸收障碍。小肠病变引起的腹泻粪便呈糊状或水样,可含有未完全消化的食物成分,大量水泻易导致脱水和电解质丢失,部分慢性腹泻患者可发生营养不良。大肠病变引起的腹泻粪便可含脓、血、黏液,病变累及直肠时可出现里急后重。

(三)护理

1. 评估

评估腹泻发生的时间、起病原因或诱因、病程长短;粪便的性状、次数和量、气味和颜色;有无腹痛及疼痛的部位,有无里急后重、恶心呕吐、发热等伴随症状;有无口渴、疲乏无力等失水表现;有无精神紧张、焦虑不安等心理因素。

2.休息与活动

急性起病、全身症状明显的患者应卧床休息,注意腹部保暖。可用热敷,以减弱肠道运动,减少排便次数,有利于腹痛等症状的减轻。慢性轻症者可适当活动。

3.饮食护理

饮食以少渣、易消化食物为主,避免生冷、多纤维、味道浓烈的刺激性食物。急性腹泻应根据病情和医嘱,给予禁食、流质饮食、半流质饮食或软食。

4.治疗护理

(1)腹泻的治疗以病因治疗为主。应用止泻药时注意观察患者排便情况,腹泻得到控制时及时停药。应用解痉镇痛药如阿托品时,注意药物不良反应如口干、视物模糊、心动过速等。

(2)急性严重腹泻时丢失大量水分和电解质,可引起脱水、电解质紊乱,严重时导致休克。故应密切观察患者的液体平衡状态、生命体征及尿量等变化。

(3)按医嘱及时给予液体、电解质、营养物质的补充,以满足患者的生理需要量,补充额外丢失量,恢复和维持血容量。

5.心理护理

慢性腹泻治疗效果不明显时,患者往往对预后感到担忧,纤维结肠内镜等检查有一定痛苦,某些腹泻如肠易激综合征与精神因素有关,故应注重患者心理状况的评估和护理,通过解释、鼓励来提高患者对配合检查和治疗的认识,稳定患者情绪。

6.排便护理

腹泻患者排便频繁时,粪便的刺激可使肛周皮肤损伤,引起糜烂及感染。排便后应用温水清洗肛周,保持清洁干燥,涂无菌凡士林或抗生素软膏以保护肛周皮肤,或促进损伤处愈合。

三、腹胀与腹痛

(一)概述

腹胀即腹部胀大或胀满不适,通常伴有相关的症状,如呕吐、腹泻、腹痛、嗳气等,检查所见腹部的一部分或全腹部膨隆,是一种常见的消化系统症状。而腹痛是指胃脘以下、耻骨联合以上部位发生疼痛为主症的病症。

(二)常见原因及表现

1.腹胀

多数腹胀系由于食物和气体在肠内运行发生障碍;食物发酵而产生过多的气体或吞咽过多的空气等原因引起,临床表现肠鸣音增强、排气增多。长期呕吐、禁食或少食导致低血钾亦引起腹胀,临床表现肠鸣音减弱或消失。腹水引起的腹胀应做腹部移动性浊音等检查予以确定。其他还可因气腹、腹腔内肿物、胃肠功能紊乱等引起腹胀。

2.腹痛

腹痛多见于消化器官膨胀、肌肉痉挛、炎症、溃疡、缺血、腹膜刺激等,亦为胃肠功能紊乱的常见症状。腹痛还见于全身性疾病、泌尿生殖系统疾病、腹外脏器疾病如急性心肌梗阻死和下叶肺炎等。腹痛表现为不同性质和程度的疼痛,如隐痛、钝痛、灼痛、刀割样痛、钻痛或绞痛,可为持续性或阵发性疼痛。胃、十二指肠病变引起的腹痛多为上腹部隐痛、灼痛或不适感,伴畏食、恶心、呕吐、嗳气、反酸等。小肠病变呈脐周疼痛,并有腹泻、腹胀等表现。大肠病变所致的腹痛为腹部一侧或双侧疼痛。急性胰腺炎常出现上腹部剧烈疼痛,为持续性钝痛、钻痛或绞痛,并向腰背部呈带状放射。急性腹膜炎时疼痛弥漫全腹,腹肌紧张、有压痛、反跳痛。

(三)护理

1.评估

评估腹胀腹痛发生的时间、起病原因或诱因、部位、与体位的关系、程度和持续时间,是否伴有恶心呕吐、腹胀、腹泻等症状,有无缓解的方法。有无精神紧张、焦虑不安等心理因素。必须注意患者的神态、生命体征、有无压痛、反跳痛、腹肌紧张。

2.休息与活动

单纯腹胀者,可鼓励在床上翻身,能下床者可下床活动;腹痛者应采取半卧位或根据病变部位不同采取舒适体位以缓解疼痛。急性起病,不明原因的腹痛禁忌热敷,以免加速病程发展。

3.饮食护理

轻度腹胀者饮食以少渣、易消化食物为主,避免生冷、多纤维、味道浓烈的刺激性食物。忌食牛奶、甜食等易产气食物。肠梗阻、腹膜炎等患者应给予禁食、必要时给予胃肠减压。

4.治疗护理

(1)胃肠减压:腹胀及急腹症患者留置胃管行胃肠减压,可有效减轻腹胀、腹痛症状。护士应注意保持胃管通畅,定时冲洗,观察胃液的颜色、性质、量。同时应密切倾听患者主诉,如排气情况。

(2)药物镇痛:药物镇痛仍为解除胃肠道疾病疼痛的重要措施,镇痛的药物种类甚多,应根据病情、疼痛性质和程度选择性给药。一般疼痛发生前用药要比疼痛发生后用药效果好,且剂量偏小。疼痛缓解或消失后及时停药,防止不良反应及耐药性,有些药物可致成瘾,更应慎用。

5.心理护理

护士对腹胀、腹痛患者进行心理疏导,消除患者紧张恐惧心理,使患者精神放松,情绪稳定,以增强患者对疼痛的耐受性,从而减轻甚至解除疼痛。

第五节　甲状腺肿瘤

一、病因与发病机制

甲状腺肿瘤分良性和恶性两类。良性肿瘤最常见的是甲状腺腺瘤,病理形态学表现上分为滤泡状和乳头状囊性腺瘤两种,腺瘤周围有完整的包膜,多见于 40 岁以下的妇女。恶性肿瘤最常见的是甲状腺癌,约占全身恶性肿瘤 1 %,按病理类型可分为以下几种。

1.乳头状腺癌

约占成年人甲状腺癌的 60 % 和儿童甲状腺癌的全部,多见于年轻人,常为女性,恶性程度低,生长较缓慢,较早便出现颈部淋巴结转移,但预后较好。

2.滤泡状腺癌

多见于中年人,中度恶性,发展较迅速,主要经血液循环转移至肺、肝和骨及中枢神经系统,预后不如乳头状癌。

3.未分化癌

多见于老年人,高度恶性,发展迅速,早期即可发生颈部淋巴结转移,并经血液转移至肺、骨等处。

4.髓样癌

较少见,恶性程度中等,可兼有颈淋巴结侵犯和血行转移,预后不如乳头状腺癌,但较未分化癌预后好。

在儿童时期出现的甲状腺结节 50 %为恶性,发生于男性,特别是年轻男性的单个结节,应警惕恶性的可能。判断甲状腺肿瘤是良性还是恶性,关系到治疗方案及手术方式的选择。

二、临床表现

1.甲状腺腺瘤

大部分患者无任何不适症状,无意中或体检时发现颈部肿块。多为单发,呈圆形或椭圆形局限在一侧腺体内,位置常靠近甲状腺峡部,质地较软但较周围甲状腺组织硬,表面光滑,边界清楚,无压痛,能随吞咽上下移动。若乳头状囊性腺瘤因囊壁血管破裂而发生囊内出血,此时肿瘤体积可在短期内迅速增大,局部出现胀痛。

2.甲状腺癌

发病初期多无明显症状,在甲状腺组织内出现单个、固定、质硬而凹凸不平的肿块。肿块逐渐增大,吞咽时肿块上下移动速度减低。晚期常压迫喉返神经、气管、食管,出现声嘶、呼吸困难或吞咽困难。如压迫颈交感神节,可产生 Horner 综合征,颈丛浅支受侵时可有耳、枕、肩等处疼痛。局部转移常在颈部出现硬而固定的淋巴结,远处转移多见于扁骨(颅骨、胸骨、盆骨等)和肺。

有些人的甲状腺肿块并不明显,而以颈、肺、骨骼的转移癌为突出症状。髓样癌由于肿瘤本身可产生激素样活性物质如 5-羟色胺和降钙素,患者可出现腹泻、心悸、颜面潮红和血钙降低等症状,还可伴有其他内分泌腺体的增生。

3.辅助检查

(1)颈部 B 超:用来测定甲状腺肿物的大小及其与周围组织的关系。

(2)放射性核素扫描:多为“冷或凉”结节。

(3)CT/MRI 检查:能更清楚地定位病变范围及淋巴结转移灶。

(4)穿刺细胞学检查:用以明确甲状腺肿块的性质。

三、治疗原则

甲状腺多发结节一般多属良性病变,但多发结节可有继发功能亢进或癌变,故仍以手术治疗为妥。甲状腺单发结节,尤硬而有弹性者,B 超为囊性的,可用甲状腺素治疗,如肿块消失不需行手术。对发展快、质地硬的实质性肿块,特别伴有颈部淋巴结肿大的,或在小儿、青少年及男性患者的单发结节,恶性可能性极大须即时手术治疗。

四、护理评估

评估患者性别、年龄、甲状腺肿物增长速度。评估患者有无压迫症状：呼吸困难，吞咽困难，声音嘶哑，面部淤血、青紫、水肿，浅表静脉怒张，等等。

五、护理要点及措施

1.术前护理要点

(1)按普通外科疾病术前一般护理常规。

(2)全面评估患者身体情况：包括健康史及其相关因素、身体状况、生命体征，以及神志、精神状态、行动能力等。

(3)皮肤的准备：男性患者刮胡子，女性患者发髻低需要理发。

(4)胃肠道的准备：术前1日22：00禁食水。

(5)体位训练：术前指导患者进行头颈过伸位的训练。

(6)心理护理：通过交流和沟通，了解患者及其家属情绪和心理变化，采取诱导方法逐渐使其接受并正视现实；医护人员应热情、耐心、服务周到，对患者给予同情、理解、关心、帮助，告诉患者不良的心理状态会降低机体的抵抗力，不利于疾病的康复。解除患者的紧张情绪，更好地配合治疗和护理。

(7)术前常规在床旁准备气管切开包和抢救药品。

2.术后护理要点

(1)按普通外科术后一般护理常规。

(2)观察生命体征变化。术后密切观察患者血压、脉搏、氧饱和度等变化，注意观察患者的主诉，及时发现可能发生的内出血。

(3)体位。患者术后清醒返回病房后，给予去枕平卧位，头偏向一侧；麻醉完全清醒后若病情允许，可取半卧位，减轻术后颈部切口张力，以利呼吸和引流。为防止术后伤口出血，避免剧烈咳嗽，术后6小时内持续低流量吸氧。

(4)甲状腺引流管的护理。术后患者留置甲状腺切口引流管，活动、翻身时要避免引流管打折、受压、扭曲、脱出等。保持引流通畅，定时挤压引流管，避免因引流不畅而造成皮下血肿，甲状腺切口引流管引流的血性液应每日更换引流袋以防感染。

(5)引流液的观察。术后引流液的观察是重点，每日记录和观察引流液的颜色、性质和量，如在短时间内引流出大量血性液体，应警惕发生继发性大出血的可能，同时密切观察血压和脉搏的变化，发现异常及时报告医师给予处理。

(6)手术伤口护理。密切观察伤口有无渗血，一旦发现，应观察出血量、速度、血压、脉搏，如有呼吸困难等征象，应及时报告医师进行处理。除药物止血外，必要时准备手术止血。

(7)并发症的观察和护理。

出血：多发生在术后48小时内。表现：颈部迅速肿大、呼吸困难、烦躁不安、窒息。伤口渗血或出血的护理如下。①预防术后出血：适当加压包扎伤口敷料。予半坐卧位，减轻术后颈部切口张力。避免大声说话、剧烈咳嗽，以免伤口裂开出血。术后6小时内进食温凉流质、半流质饮食，避免进过热饮食，减少伤口部位充血。②观察伤口：观察伤口渗血情况及颈后有无渗血；患者呼吸情况，有无呼吸困难；观察患者颈部情况，有无颈部肿大。如发生出血应立即剪开缝线,消除积血,必要时送手术室止血。③观察伤口引流液颜色、性质、量,并准确记录。如有异常及时通知医师。

呼吸困难和窒息:表现为颈部压迫感、紧缩感或梗阻感,还可表现为进行性呼吸困难、呼吸费力、烦躁、发绀及气管内痰鸣音。护理如下。①观察病情:术后 24～48 小时,严密观察病情变化,每 2 小时测量血压、脉搏、呼吸 1 次,观察伤口敷料及引流管引流液的情况,尤应注意颈部敷料有无渗血。②预防术后出血:适当加压包扎伤口敷料。予半坐卧位,减轻术后颈部切口张力。避免大声说话、剧烈咳嗽,以免伤口裂开出血。术后 6 小时内进食温凉流质、半流质饮食,避免进过热饮食,减少伤口部位充血。③保持呼吸道通畅:术前指导患者有效咳嗽排痰的方法,术后督促、强化并示范,即先深吸一口气,然后用手按压伤口处,快速用力将痰咳出,但避免剧烈咳嗽,以免伤口裂开。痰液黏稠不易排出时,给予雾化吸入,每日 2～3 次,并协助患者翻身拍背,促进痰液排出。④及时处理:发现患者有颈部紧缩感和压迫感、呼吸费力、烦躁不安、心动加速、发绀时,应立即检查伤口。如果是出血引起,立即就地松开敷料,剪开缝线,敞开切口,迅速除去血肿;如血肿清除后患者呼吸仍无改善,则应立即施行气管切开,并予吸氧;待患者情况好转后,再送手术室进一步检查止血和其他处理。⑤手术后如近期出现呼吸困难,宜先试行插管,插管失败后再做气管切开。

喉返神经损伤:可分暂时性(2/3 以上的患者是暂时性损伤)和持久性损伤两种。一侧喉返神经损伤,多引起声音嘶哑,可由健侧声带代偿性地向患侧过度内收而恢复发音;两侧喉返神经损伤可导致两侧声带麻痹,引起失声、呼吸困难,甚至窒息,多需立即做气管切开。评估患者有无声音嘶哑、失声:如果症状出现,注意给予安慰和解释,减轻其恐惧和焦虑,使其积极配合治疗。同时应用促进神经功能恢复的药物,结合理疗、针灸,促进声带功能的恢复(暂时性损伤可在术后几周内恢复功能)。注意声带的休息,避免不必要的谈话。在后期要多与患者交流,并要求患者尽量用简短的语言回答或点头,亦可使用写字板,鼓励患者自己说出来,提高其自信心,促进声带功能的恢复。

喉上神经损伤:喉上神经外支损伤可引起环甲肌瘫痪,使声带松弛,患者发音产生变化,常感到发音弱、音调低、无力、缺乏共振,最大音量降低。喉上神经内支损伤,可使咽喉黏膜的感觉丧失,易引起误咽,尤其是喝水时呛咳。要指导患者进食,或进半固体饮食,一般理疗后可恢复。

手足抽搐:手术时甲状旁腺被误切、挫伤或其血液供应受累,都可引起甲状旁腺功能低下。随着血钙浓度下降,神经肌肉的应激性显著提高,引起手足抽搐。症状多在术后 1～2 天出现。多数患者症状轻且短暂,仅有面部,唇或手足部的针刺、麻木或强直感;经 2～3 周,未受损伤的甲状旁腺增生、代偿,症状消失。严重者可出现面肌和手足有疼痛感觉的持续性痉挛,每日发作多次,每次持续 10～20 分钟或更长,甚至可发生喉和膈肌痉挛,引起窒息死亡。预防的关键在于切除甲状腺时,注意保留位于腺体背面的甲状旁腺。饮食适当限制肉类、乳品和蛋类等食品,因其含磷较高,影响钙的吸收。指导患者口服葡萄糖酸钙或乳酸钙 2～4 g,每日 3 次,症状较重或长期不能恢复者,可加服维生素 D_3,以促进钙在肠道内的吸收。最有效的治疗是口服双氢速甾醇油剂,有提高血钙含量的特殊作用。抽搐发作时,遵医嘱立即静脉注射 10 % 葡萄糖酸钙或氯化钙 10～20 mL。

六、健康教育

(1)甲状腺全部切除的患者需终身服用甲状腺素制剂以满足机体对甲状腺素的需要。常用甲状腺制剂有甲状腺素片、左甲状腺素钠片等。要使患者了解不正确的用药可导致严重心血管并发症。嘱患者:①每日按时服药;②出现心慌、多汗、急躁或畏寒、乏力、精神萎靡不振、嗜睡、食欲缺乏等甲状腺激素过多或过少表现时,应及时报告医师或护士,以便调整剂量;③不随意自行停药或变更剂量;④随年龄变化药物剂量有可能需要变更,故最好至少每年到医院复查1次。

(2)告诉患者有些甲状腺癌恶性程度不大,如发病占甲状腺癌60%左右的乳头状腺癌,手术治疗预后良好。滤泡状腺癌占20%,预后也不错。局限于甲状腺的癌症手术切除通常可以治愈。在积极治疗的同时,良好的心理、躯体和社会适应状态是战胜癌症的主要力量。

第六节　乳　腺　癌

乳腺癌是女性乳房最常见的恶性肿瘤,占各种恶性肿瘤的7%~10%,已成为我国女性发病率最高的恶性肿瘤。乳腺癌多发于40~60岁、绝经期前后的妇女。

一、常见病因

病因尚不清楚。乳腺是多种内分泌激素的靶器官,如雌激素、孕激素及泌乳素等,其中雌酮(E_1)和雌二醇对乳腺癌的发病有直接关系。20岁前本病少见,20岁以后发病率迅速上升,45~50岁较高,绝经后发病率继续上升,可能与年老者雌酮含量提高有关。月经初潮年龄早、绝经年龄晚、不孕及初次足月产的年龄与乳腺癌发病均有关,一级亲属中有乳腺癌病史者,发病危险性是普通人群的2~3倍。乳腺良性疾病与乳腺癌的关系尚有争论,多数认为乳腺小叶有上皮高度增生或不典型增生者可能与乳腺癌发病有关。另外,营养过剩、肥胖、脂肪饮食,可加强或延长雌激素对乳腺上皮细胞的刺激,从而增加发病概率。

二、临床表现

早期表现是患侧乳房出现无痛、单发的小肿块,常是患者无意中发现而就医的主要症状。乳腺癌发展至晚期,可侵入胸筋膜、胸肌,如癌细胞侵入大片皮肤,可出现多数小结节,甚至彼此融合。有时皮肤可破溃而形成溃疡,这种溃疡常有恶臭,容易出血。乳腺癌淋巴转移最初多见于腋窝。乳腺癌转移至肺、骨、肝时,可出现相应的症状。

值得提出的是炎性乳腺癌和乳头湿疹样乳腺癌。炎性乳腺癌并不多见,特点是发展迅速、预后差。局部皮肤可呈炎症样表现,开始时比较局限,不久即扩展到乳房大部分皮肤,皮肤发红、水肿、增厚、粗糙、表面温度升高。乳头湿疹样乳腺癌少见,恶性程度低,发展慢。乳头有瘙痒、烧灼感,以后出现乳头和乳晕的皮肤变粗糙,糜烂如湿疹样,进而形成溃疡,有时覆盖黄褐色鳞屑样痂皮。部分病例于乳晕区可扪及肿块。较晚发生腋窝淋巴结转移。

三、辅助检查

红外线乳腺扫描、乳腺彩色多普勒超声检查、摄乳腺X线钼靶片、乳腺磁共振成像、乳腺穿刺活检、乳管内镜检查。

四、治疗原则

乳腺癌的治疗手段包括对局部病灶进行手术治疗、放射治疗或两者联合，以及对全身性疾病进行细胞毒化疗、内分泌治疗、生物治疗或联合应用以上手段。男性也会患乳腺癌，男性乳腺癌的治疗方法与绝经后女性乳腺癌类似，不同之处在于如未同时抑制睾丸类固醇激素的合成，芳香化酶抑制药治疗是无效的。

1. 手术治疗

根据肿瘤分期实施不同类型手术。近 20 年来，费希尔(Fisher)对乳腺癌的生物学行为做了大量研究，提出乳腺癌自发病开始即是一种全身性疾病。因而力主缩小手术范围，而加强术后综合辅助治疗。目前应用的 5 种手术方式均属治疗性手术，而不是姑息性手术。

(1)乳腺癌根治术：手术应包括整个乳房、胸大肌、胸小肌、腋窝及锁骨下淋巴结的整块切除。乳腺癌根治术的手术创伤较大，故术前必须明确病理诊断，对未确诊者先将肿瘤局部切除，立即进行冷冻切片检查，如证实是乳腺癌，随即进行根治术。

(2)乳腺癌扩大根治术：即在上述清除腋下、腋中、腋上三组淋巴结的基础上，同时切除胸廓内动、静脉及其周围的淋巴结。

(3)乳腺癌改良根治术有两种术式：一种是保留胸大肌，切除胸小肌；另一种是保留胸大、小肌。前者淋巴结清除范围与根治术相仿，后者不能清除腋上组淋巴结。根据大量病例观察，认为Ⅰ期、Ⅱ期乳腺癌应用根治术及改良根治术的生存率无明显差异，且该术式保留了胸肌，术后外观效果较好，目前已成为常用的手术方式。

(4)全乳房切除术：手术范围必须切除整个乳腺，包括腋尾部及胸大肌筋膜。该术适于原位癌、微小癌及年迈体弱不宜做根治手术者。

(5)保留乳房的乳腺癌切除术：手术包括完整切除肿块及腋淋巴结清扫。肿块切除时要求肿块周围包括适量乳腺组织，确保切除标本的边缘无肿瘤细胞浸润。术后必须辅以放疗、化疗。

2. 化学药物治疗

乳腺癌是实体瘤中应用化疗最有效的肿瘤之一，化疗在整个治疗中占有重要的地位。1982 年费雷(Frei)提出新辅助化疗的概念。新辅助化疗已是目前世界上乳癌治疗的一种新趋势。其临床意义：①有助于了解肿瘤对化疗的敏感程度，为进一步化疗提供有价值的依据；②有可能防止耐药细胞株的形成；③能使肿瘤缩小，便于手术，降低分期，使更多的病例能采用保留乳房的手术；④能防止新转移灶的形成和刺激免疫活性等；⑤新辅助化疗能帮助患者消灭潜在的亚临床病灶，也为局部晚期患者创造了手术条件；⑥提供了一次明确的体内药物实验，为术后化疗提供了依据。

3. 内分泌治疗

近年来，内分泌治疗的一个重要进展就是三苯氧胺的应用。三苯氧胺系非甾体激素的抗雌激素药物，其结构式与雌激素相似，可在靶器官内与雌二醇争夺 ER，三苯氧胺、ER 复合物能影响 DNA 基因转录，从而抑制肿瘤细胞生长。临床应用表明，该药可降低乳腺癌术后复发及转移，可同时减少对侧乳腺癌的复发率。

4.放射治疗

在保留乳房的乳腺癌手术后,放射治疗是一重要组成部分,应用于肿块局部广泛切除后给予较高剂量放射治疗。现临床中,在保留乳房的乳腺癌手术中,一次大剂量给予局部放射治疗。

5.HER-2 靶向治疗

HER-2 阳性患者可从曲妥珠单抗单药方案或与部分化疗药物联合方案中获益。曲妥珠单抗是一种特异性针对人表皮生长因子受体 2 胞外区的人源化单克隆抗体。研究发现,曲妥珠单抗治疗组的复发风险降低 52 %,死亡风险下降 35 %。

五、护理

1.护理评估

(1)术前评估。

健康史:①一般资料:年龄、生育史、月经史。②过去史:有无对侧乳腺癌及其他部位肿瘤病史或手术治疗史,有无其他伴随疾病,如心血管疾病、糖尿病等。重要脏器功能状态及营养状况等。③家族史:家族中有无乳腺癌或其他肿瘤患者。

身体状况:①局部:除双侧乳房外,还包括有无腋窝或其他部位淋巴结肿大;②全身:估计可能采取的手术及患者对手术治疗的耐受力,以便在手术前后提供针对性护理;③辅助检查:包括特殊检查及与手术耐受性有关的检查结果。

心理和社会支持状况:①认知程度:患者对疾病预后、拟采取手术方案,以及手术后康复知识了解和掌握程度;②心理承受程度:患者对手术及手术后可能导致的并发症、自我形象紊乱和生理功能改变的恐惧、焦虑程度及心理承受能力;③家属心理状态:家属对本病及其治疗方法、预后的认知程度及心理承受能力。

(2)术后评估。

康复情况:术后伤口引流管是否通畅;引流液的颜色、性质、量;皮瓣和切口愈合情况等。

肢体功能:患侧上肢有无水肿,血液循环及功能状态,锻炼计划实施情况。

心理和认知状况:患者及家属对有关乳房疾病健康教育内容的掌握程度和出院前的心理状况。

预后判断:根据患者的临床症状、特殊检查、手术情况和术后病理学检查结果,评估乳腺癌的分期和预后。

2.护理要点及措施

(1)术前护理。

皮肤准备:对切除范围大、考虑植皮的患者,需做好供皮区皮肤准备。

心理护理:乳腺癌患者术前复杂的心理变化主要表现为对癌症的否认、对手术的害怕、对预后的恐惧及对根治术后胸部形态改变的担忧。多了解和关心患者,加强心理疏导,向患者和家属耐心解释手术的必要性和重要性,解除其思想顾虑。介绍患者与曾接受过类似手术且已痊愈的患者联系,通过成功者的现身说法帮助患者度过心理调适期,使其相信一侧乳房切除不会影响正常的家庭生活、工作和社交;告知患者今后行乳房重建的可能,鼓励其树立战胜疾病的信心,以良好的心态面对疾病和治疗。

饮食:鼓励和提供患者进食高蛋白质、高能量、富含维生素和膳食纤维的饮食,为术后创面愈合创造有利条件。

(2)术后护理。

体位:患者术后血压平稳后可取半卧位,以利于呼吸和引流。胸带加压包扎过紧可引起呼吸不畅,取半卧位或嘱患者试用腹式呼吸、缩唇呼吸以减轻胸部压力改善呼吸。

饮食:术后 6 小时无恶心、呕吐等麻醉反应者,可正常饮食,并保证足够热量和维生素,以利康复。

伤口护理:①皮瓣:观察皮瓣颜色及创面愈合情况并记录。手术部位用弹力绷带加压包扎,使皮瓣紧贴创面,松紧度适宜,以维持正常血供为宜;观察患侧上肢远端血液循环,若皮肤呈青紫色伴皮肤温度降低、脉搏不能触及,提示腋部血管受压,应及时调整绷带的松紧度;若弹力绷带松脱,应及时加压包扎。②引流管:乳房切除术后,皮瓣下常规放置引流管,以及时引流皮瓣下的渗液和积气,使皮瓣紧贴创面,避免坏死、感染,促进愈合。护理时应注意以下几个方面:a.妥善固定引流管,患者卧床时固定于床旁,起床时固定于上身衣服。b.保证有效的负压吸引,定时逆向挤压引流管或负压吸引器。c.观察引流液颜色、性质、量并记录。术后 1～2 日,每日引流血性液体 150～250 mL,以后逐渐减少;术后 4～5 日,皮瓣下无积液、创面与皮肤紧贴即可拔管。若拔管后仍有皮下积液,可在严格消毒后抽液并局部加压包扎。d.引流过程中若有局部积液、皮瓣不能紧贴胸壁且有波动感,应立即报告医师,及时处理。

心理护理:术后继续给予患者及家属心理上的支持。鼓励夫妻双方坦诚相待,诱导正向观念,正确面对现状;鼓励患者表述手术创伤对自己今后角色的影响,表达对其同情和提供改善自我形象的措施方法。注意保护患者隐私。在护理操作时避免过度暴露手术部位,必要时用屏风遮挡。

(3)潜在并发症的预防及护理。

患侧上肢肿胀:系患侧腋窝淋巴结切除后上肢淋巴回流不畅或头静脉被结扎、腋静脉栓塞、局部积液或感染等因素导致回流障碍所致。故术后忌经患侧上肢测血压、抽血、静脉输液或皮下注射等。指导患者自我保护患侧上肢:平卧时用垫枕抬高患侧上肢,保持功能位;下床活动时用抬臂做掐腰动作;需他人扶持时只能扶健侧,以防腋窝皮瓣滑动而影响愈合。按摩患侧上肢或进行握拳、屈、伸肘运动,以促进淋巴回流。肢体肿胀严重者,可戴弹力袖促进淋巴回流。

切口感染、出血、皮瓣坏死:注意观察切口局部愈合情况,如有脓性分泌物、体温升高、白细胞升高代表有感染发生,按时换药,无菌操作;局部感染者,及时应用抗生素治疗,或术前、术后预防性应用抗生素;注意观察引流管的颜色、性质及量,如引流管内突然出现大量新鲜血液,应及时报告医师给予处理,应用止血药物,局部加压包扎止血,并注意观察生命体征、皮肤颜色,倾听患者主诉,防止发生出血性休克;防皮瓣坏死发生应加强营养,提高机体免疫力,按时换药,如发生皮瓣坏死应局部清创处理,加强换药,必要时切除腐肉重新缝合或局部植皮。

3.功能锻炼

为减少或避免术后残疾,鼓励和协助患者早期开始患侧上肢的功能锻炼。

(1)乳腺癌根治术后功能恢复操。

第一节手部运动:手指张开,合拢;

第二节手部运动:五指向外分开,内收握拳;

第三节手部运动:拇指与小指合拢,分开;

第四节手部运动:手握毛巾,挤压,放松;

第五节腕部运动:手腕向前、后弯曲;

第六节腕部运动:半握拳,延顺时针、逆时针方向旋转;

第七节腕部运动:掌心向下,然后向上翻转;

第八节肘部运动:曲肘,伸直;

第九节肩部运动:患侧手臂放对侧肩上,健侧手帮助向对侧外上方推;

第十节肩部运动:患侧手臂放对侧肩上,健侧手帮助向上方抬肘;

第十一节肩部运动:患侧手臂抬高过头顶,摸对侧耳朵;

第十二节肩部运动:肩部向前、向后旋转;

第十三节肩部运动:双手握于颈后,肘部做内外开合运动;

第十四节肩部运动:手臂向前伸直,沿顺时针、逆时针方向旋转;

第十五节肩部运动:手臂弯曲,做水平方向内外旋转;

第十六节手臂后举:双手手背后握毛巾两端,健侧手臂向上拉动患侧手臂。

(2)注意事项:①术后第1~7日做一至八节,每日4次;②术后第8~11日增至第十节;③术后12日以上伤口愈合良好者,增至全套;④全套操每日至少做2次;⑤运动要有适当强度,以酸痛但能忍受为宜,直至患侧手指能高举过头,自行梳理头发。

4.健康教育

(1)讲解自查方法及意义:健侧乳腺每个月自查。由于绝大多数乳腺癌是由患者自行发现,所以要大力宣传和倡导普及女性乳腺自查功能。每个月定期行乳腺自我检查。停经前的妇女在月经结束后4~7日进行检查为宜。洗澡时站立位对着镜子观察更利于发现肿块。平时检查取直立或仰卧位,将四指合并,从乳房外周开始,以圆圈状触诊方式,向内移动,直至触到乳头处。或将乳房分为4个象限,在每个象限内以合并的四指移动触诊,也可采用先触诊内周一半,再触诊外周的方式。如有异常情况(乳房及腋下有硬块、皮肤变厚、乳头有分泌物流出)及时到医院就诊。

(2)嘱患者定期复查,坚持服药:治疗完成后2~3年每3个月复查1次,以后每半年1次,5年后可酌情每年复查1次;抗癌药要坚持服用。如需服他莫昔芬,要遵医嘱持续服用3~5年,不可擅自停药,绝经后患者应用三苯氧胺有引发子宫内膜癌的风险,建议子宫完整女性患者在接受三苯氧胺治疗同时应每年接受妇科检查,并对出现的任何阴道小量出血做出快速的检查判断。

(3)告知患者遵医嘱按时做放、化疗:放疗期间注意保护皮肤,出现放射性皮炎时及时就诊。化疗期间定期复查肝功能、血常规;饮食宜少量多餐,食用清淡不油腻的食物;预防感染,不到人员密集的地方;注意保暖,防止感冒;注意口腔卫生,防止发生口腔黏膜破溃。

(4)讲解佩戴义乳(假乳)的重要性:佩戴假乳可减少因不相称姿势而导致的颈痛及肩臂疼痛,有助于纠正斜肩、保持平衡、预防颈椎倾斜、恢复良好体态,同时具有保护胸部的作用,并能增强自信心。

(5)说明性生活的恢复是正常生活恢复的一项重要内容:患者家属或性伴侣的主要顾虑有两点,一是怕传染,二是怕对患者造成伤害,影响其治疗和预后。在对患者进行教育时可请家属一同参加,明确以下几点:①乳腺癌不传染:正常、适度的性生活不仅对患者没有伤害,不影响治疗,还能促进夫妻双方情感的复原,并能巩固双方关系;②伤口愈合后即可恢复性生活;③注意 5 年内不要怀孕,不要服用避孕药,以免促使乳腺癌复发。

(6)向患者说明营养和运动的方式:术后近期避免用患侧上肢搬动、提取重物。治疗结束后应进低脂富含维生素的均衡饮食,保持理想体重。康复期应选择一项适合自己并能终身坚持的有氧运动。每周 3 次以上,每次 30 分钟至 1 h。可向患者推荐的运动有快走、骑车、游泳、滑雪、登山、打太极拳、有氧舞蹈等。研究表明,均衡饮食及有氧运动可增强人体免疫功能、有效减轻精神压力、改善睡眠、缓解由癌症及治疗引起的疲劳症状,增强人体的抗病能力。

(7)告知患者保持乐观情绪:情绪乐观且具有斗争精神的患者,生存期及生存质量均高于那些悲观失望者。

第七节 胃 癌

胃癌是消化道最常见的恶性肿瘤,占我国消化道肿瘤的第 1 位,好发年龄在 50 岁以上,男性多于女性,比例约为 3∶1,无明显的种族差异。

一、常见病因
胃癌的确切病因不十分明确,但以下因素与发病有关:环境和饮食因素、幽门螺杆菌感染、遗传因素、癌前状态(①癌前疾病包括:慢性萎缩性胃炎、胃息肉、胃溃疡、残胃炎;②癌前病变包括:肠型化生、异型增生)。

二、临床表现
1.症状

上腹痛。早期多为隐痛或不适感,晚期可有剧痛。上腹部饱胀不适,食欲缺乏,厌食油腻肉类,吞咽时剑突下梗阻感,晚期可出现厌食、体重减轻、进行性贫血、幽门梗阻、持续黑粪、腹水、上腹肿块、恶病质等症状。

2.体征

早期无体征,晚期有:①腹块多位于上腹部,质坚硬;②转移表现左锁骨上可摸到质硬的淋巴结,癌性腹水,癌肿转移至肝、肺、卵巢等出现相应的症状和体征。

三、辅助检查
胃液分析、血常规检查、粪隐血检查、X 线钡剂检查、纤维胃镜检查、细胞学检查。

四、治疗原则
1.手术治疗

手术是胃癌患者常见的治疗手段。如果分期检查的结果提示适于手术,医师可能采取以下几种术式。①胃次全切除术:切除含有肿瘤的那部分胃和邻近肿瘤的部分组织和器官(比如部分小肠或食管,这取决于肿瘤的位置);②全胃切除术:切除全部的胃组织和部分的小肠、食管和邻近的组织,切除后食管与小肠吻合起来。在术中,外科医师会摘除邻近的淋巴结检查有无癌细胞转移。特殊情况下,胃周围的部分器官也可能会被切除。

2.胃癌的化疗

胃癌的化疗主要用于以下 3 种情况:①手术后进行辅助性治疗,希望由此减少术后的局部复发和远处转移;②局部生长较广泛的胃癌在手术前给予化疗,使肿瘤缩小,降低分期,提高手术成功率;③不能手术的复发、转移性胃癌,应以全身化疗控制症状,提高生活质量并延长生存期。

3.胃癌的其他治疗方法

胃癌的其他治疗方法包括放疗、热疗、免疫治疗、中医中药治疗等。

五、护理

1.护理评估

(1)术前评估。

健康史及相关因素:包括家族中有无胃癌发病者,初步判断胃癌的发生时间,有无对生活质量的影响,发病特点。患者有无上腹痛,饱胀不适,有无厌食、嗳气等。不适是否影响患者的生活质量。家族中有胃癌发病者,男性患者是否吸烟,女性患者是否有饮咖啡的习惯等。

身体状况:①局部:有无胃痛及饮食情况;②全身:重要脏器功能状况,有无转移灶的表现及恶病质;③辅助检查:包括特殊检查及有关手术耐受性检查的结果。

一般情况:患者的年龄、性别、职业、婚姻状况、营养状况等,尤其注意与现患疾病相关的病史和药物应用情况及过敏史、手术史、家族史、遗传病史和女性患者生育史等。

心理和社会支持状况:患者对诊断的心理反应,焦虑、恐惧程度和心理承受能力;家属对患者的关心和支持程度及家庭经济承受能力;患者和家属对本病及其治疗、疾病发展和预后的了解和期望程度。

(2)术后评估。

一般情况:包括麻醉和手术方式、术中情况、术后生命体征、切口和引流情况。

早期并发症:主要包括术后出血、感染、吻合口瘘和梗阻。

2.护理要点及措施

(1)术前护理。

饮食营养护理:无梗阻、出血者鼓励多摄入营养丰富、易消化的食物;有出血者遵医嘱给予半流质或流质饮食,有梗阻者遵医嘱禁饮食,给予温盐水洗胃每日 1 次,予以静脉输液,补充足够的热氮量,必要时输血浆或红细胞,以改善患者的营养状况,以提高其对手术的耐受性。

心理护理:护士要主动与患者交谈,向其解释手术治疗的必要性,鼓励其表达自身感受和学会自我放松的方法;并根据个体情况进行针对性的心理护理,以增强患者对手术治疗的信心。对患者给予同情、理解、关心、帮助,告诉患者不良的心理状态会降低机体的抵抗力,不利于疾病的康复。解除患者的紧张情绪,更好地配合治疗和护理。部分梗阻患者可出现紧张和焦虑情绪,应给予疏导。

注意观察患者的梗阻程度,遵医嘱禁食,温盐水洗胃。必要时给予输血、补液。指导能进食的患者多进食富有营养、易消化、口味清淡的膳食,以加强营养,增进机体抵抗力,协助患者做好术前相关检查工作:如影像学检查、心电图检查、胸部 X 线片、血液检查、尿粪检查等。

术前准备:教会患者床上翻身、咳嗽的方法;有效进行清洁肠道的准备,给患者口服泻药,术前 1 日 12:00 嘱患者口服 50 %硫酸镁 50 mL,1 小时内饮温开水 1000～1500 mL。如果在 19:00 前大便尚未排干净,应于睡前进行清洁灌肠。手术区域备皮,备皮后洗头、洗澡、更衣,准备好术后需要的各种物品,如一次性尿垫、痰杯等,术前日 22:00 以后禁食、禁水,术晨取下义齿,贵重物品交由家属保管等。

术前护理:嘱患者保持情绪稳定,避免过度紧张焦虑。

(2)术后护理。

严密观察患者生命体征的变化,包括体温、血压、脉搏、呼吸,观察并记录生命体征,每 4 小时 1 次。

引流管的护理:术后患者留置切口引流管、胃管及尿管,活动、翻身时要避免引流管打折、受压、扭曲、脱出等。引流期间保持引流通畅,定时挤压引流管,避免因引流不畅而造成感染、积液等并发症。维持引流装置无菌状态,防止污染,引流管皮肤出口处必须按无菌技术换药,每日更换引流袋。

引流液的观察:术后引流液的观察是重点,每日记录和观察引流液的颜色、性质和量,如在短时间内引流出大量血性液体(一般＞200 mL/h),应警惕发生继发性大出血的可能,同时密切观察血压和脉搏的变化,发现异常及时报告医师给予处理。

基础护理:①患者术后清醒后,可改为半卧位,以利于伤口引流及减轻腹压,减轻疼痛。②患者卧床期间,应协助其保持床单整洁和卧位舒适,定时翻身,按摩骨突处,防止皮肤发生压疮。③满足患者生活上的合理需求,进行晨晚间护理,雾化吸入每日 3 次,会阴冲洗每日 1 次。④专科护理:胃空肠造瘘是通过手术的方法建一个通道,将导管置入用于灌注食物和进行治疗,以解决进食和营养问题或作为腹部手术后的胃肠减压。根据病情可行短期性造口和永久性造口,主要目的是胃肠减压和肠内营养。增进患者的舒适:术后会出现疼痛、恶心、呕吐、腹胀等不适,及时通知医师,对症处理,减少患者的不适感。⑤术后活动:一般术后 24～48 小时即可离床活动。⑥心理护理:根据患者的社会背景、个性及不同手术类型,对每个患者提供个体化心理支持,并给予心理疏导和安慰,以增强其战胜疾病的信心。

术后营养支持的护理:①肠外营养支持:术后需及时输液补充患者所需要的水、电解质和营养素,必要时输入血白蛋白或血浆,以改善患者的营养状况促进切口的愈合。同时详细记录 24 小时出入液量,为合理输液提供依据。②早期肠内营养支持:对术中放置空肠营养管的患者,术后早期经营养管输注肠内营养液进行营养支持,对改善患者全身营养状况、维护肠道屏障结构和功能、促进肠功能早期恢复、增强机体的免疫功能、促进伤口和肠吻合口的愈合都有益处。护理应注意:妥善固定营养管,保持营养管的通畅,防止营养液沉积堵管,每次输注营养液前后用生理盐水或温开水 20～30 mL 冲管。控制输入营养液的温度、速度和浓度,温度以接近体温为宜,浓度过高易诱发倾倒综合征。输注过程中注意观察有无恶心、呕吐、腹痛、腹胀和水、电解质紊乱等并发症的发生。

(3)术后并发症的观察、预防和护理。

术后出血:①严密观察生命体征。②禁食,维持适当的胃肠减压的负压,避免负压过大损伤胃黏膜。加强对胃肠减压引流液量和颜色的观察。胃手术后 24 小时内可有少量暗红色或咖啡色液体流出,一般不超过 100~300 mL,以后胃液逐渐转清。若术后短期内从胃管引流大量鲜红色血液,持续不止,需及时报告医师处理。③加强对腹腔引流管的观察:观察和记录引流液的量、性质和颜色,若术后持续从腹腔引流管引流大量鲜红色血液,应怀疑腹腔内出血,需及时报告医师处理并协助处理。④术后发生出血,应遵医嘱应用止血药物和输新鲜血,胃出血用冰盐水洗胃。

吻合口瘘:①术前充分的胃肠道准备,对有幽门梗阻的患者,需禁食及温盐水洗胃,以减轻胃黏膜水肿。②术后维持有效的胃肠减压,有效的胃肠减压可防止胃肠道内积液、积气,减轻胃肠道内压力,有利于胃肠吻合口愈合和胃肠道功能恢复。③加强观察患者的生命体征和腹腔引流的情况。④支持治疗的护理,对瘘出血量多且估计短期内瘘难以愈合的患者,遵医嘱给予输液纠正水、电解质和酸碱失衡,或肠内、外营养支持及相关护理,以促进愈合。

消化道梗阻:若患者术后在短期内再次出现恶心、呕吐、腹胀,甚至腹痛和停止肛门排便排气,应警惕消化道梗阻或胃蠕动无力所致的胃排空障碍。

3.健康教育

(1)饮食调节:告知出院后饮食应少量多餐,进食富含营养素、易消化食物,忌食生、冷、硬、油煎、酸、辣、浓茶等刺激性及易胀气食物,戒烟、酒。

(2)定期复查:说明术后化疗、放疗期间门诊随访,检查肝功能、血常规等,注意预防感染。术后初期每 3 个月复查 1 次,以后每 6 个月复查 1 次,至少复查 5 年。若有腹部不适、胀满、肝区肿胀、锁骨上淋巴结肿大等表现时,应随时复查。

(3)保持良好的心理状态,适当活动。

第八节 胆 囊 炎

胆囊炎是胆道系统的常见病,好发于女性,尤其以肥胖者多见,可分为急性胆囊炎和慢性胆囊炎。急性胆囊炎按其病程可分为:①急性单纯性胆囊炎。炎症局限于胆囊黏膜,囊壁充血水肿。②急性化脓性胆囊炎。炎症侵及胆囊壁全层,浆膜面有纤维性和脓性渗出,胆囊内积脓。③急性坏疽性胆囊炎。炎症发展,胆囊内压力增加,压迫胆囊壁,引起血液循环障碍,发生缺血、坏死,此期容易发生胆囊穿孔,导致胆汁性腹膜炎。④慢性胆囊炎。胆囊壁反复炎症,纤维组织增生,黏膜萎缩,囊壁增厚,胆囊浓缩和排出胆汁的功能下降。胆囊炎症患者中 90 %~95 %的合并胆囊结石。

胆囊炎的手术治疗有传统的开腹胆囊切除和腹腔镜下胆囊切除术,后者近几年在临床上广泛使用,以不剖腹、痛苦轻、恢复快而在全世界迅速普及,2~3 日可出院,深得患者欢迎。

一、护理评估

(一)健康史

胆囊炎与胆囊结石互为因果,下面几个方面的因素均可引起胆囊炎。

1.胆囊梗阻

胆囊结石或胆囊颈结石或蛔虫等阻塞或嵌顿,造成胆汁滞留、浓缩,产生化学刺激损伤胆囊壁,同时,结石和蛔虫可直接引起机械性胆囊损伤。梗阻的胆囊内压力增高,引起胆囊壁黏膜缺血,又进一步加重胆囊壁的损伤。

2.细菌感染

细菌大多数可通过胆道逆行侵入胆囊,也可自血液经门静脉入肝后随胆汁顺行入胆囊。致病菌以大肠杆菌多见,其次有葡萄球菌、伤寒杆菌、绿脓杆菌、克雷伯氏杆菌、梭状芽孢杆菌等。

3.其他

严重创伤或大手术后、胰腺炎时胰液反流入胆囊等亦可引起急、慢性胆囊炎。

(二)身心状态

1.腹痛

右上腹剧烈绞痛,系由胆囊收缩试图克服胆囊管梗阻所致。常在进食油腻食物或饱餐后数小时发作。疼痛常常放射到右肩或后背部,持续性并阵发性加重。若炎症侵及浆膜、刺激腹膜,患者在深呼吸时疼痛亦加剧。

2.恶心、呕吐

85%～90%合并恶心,但呕吐一般不常见。如结石经胆囊管进入胆总管,压迫并刺激Oddi括约肌、胆总管突然扩张时,可出现频繁和严重的呕吐。

3.寒战、发热

一般早期无寒战、发热,如合并有胆管炎或胆囊积脓、坏死穿孔和弥漫性腹膜炎时可出现。

4.右上腹局部压痛和肌紧张

胆囊周围有炎性渗出或脓肿形成时,压痛范围增大。

5.Murphy 征阳性

检查者以左手掌平放于患者右肋下部,以拇指指腹置于右肋下胆囊区,嘱患者缓慢深吸气,此时因肝下移可引起胆囊区触痛,患者会突然屏住呼吸。

(三)诊断检查

1.实验室检查

(1)白细胞计数和中性粒细胞计数升高,急性化脓性或坏疽性胆囊炎时白细胞计数可高达$(15\sim20)\times10^9$/L。

(2)SGOT、SGPT 可升高,甚至达到正常值的 2～4 倍。

(3)碱性磷酸酶和胆红素可有轻度升高,一般不超过 34 μmol/L(2 mg/dL),若＞85 μmol/L(5 mg/dL),则应考虑胆总管继发结石成 Mirizzi 综合征的可能。

2.影像学检查

(1)B超检查:是临床上首选的检查,显示胆囊增大、囊壁增厚,甚至有双边征。如有结石,可见增强回声光团,并伴有声影。慢性炎症时,胆囊萎缩,囊壁增厚,发生排空功能障碍。

(2)口服胆囊造影和静脉胆道造影可显示结石阴影及其大小、数量、胆囊浓缩及收缩功能,但受肝功能的影响。

(3)X线腹平片可显示 10%～15% 的阳性结石。

二、护理诊断

1.焦虑

与疼痛、手术、担心住院费用及环境陌生等有关。

2.疼痛

与胆囊炎症或梗阻、手术损伤、胆瘘等有关。

3.睡眠形态的改变

与疼痛、呕吐、腹胀、焦虑、环境改变有关。

4.潜在并发症——体液不足

与呕吐、禁食、胃肠减压有关。

5.感染

与手术切口、引流管有关。

6.知识缺乏

与缺乏有关术后康复方面的知识信息来源有关。

三、预期目标

1.焦虑减轻

表现为能主动说出焦虑的原因和解除焦虑的方法,自觉焦虑减轻,注意力集中。

2.疼痛减轻

表现为表情放松,自动体位,感觉疼痛减轻或消失,生命体征平稳。

3.睡眠改善或恢复正常

表现为有效睡眠时间延长或正常,精力充沛,眼眶无黑袋。

4.体液平衡

表现为生命体征平稳,尿量正常,皮肤黏膜红润,毛细血管充盈时间正常。

5.未发生伤口感染

表现为伤口周围皮肤无红、肿、热、痛及异常分泌物或引流物;伤口如期愈合。

6.患者能说出术后康复的有关知识

如饮食、活动的原则。

四、护理措施

1.减轻焦虑

评估焦虑的程度,确定焦虑的原因,护士主动、热情地介绍病室环境、主管医师与护士、同室的病友,与其建立信任的护患关系。认真倾听患者的情况,了解其焦虑的原因,予以同情和安慰。针对引起焦虑的因素,有的放矢地干预,如详细、准确地向患者解释疾病的过程、治疗方案、手术和麻醉的方式、手术的预后情况,以消除患者对这些问题的焦虑和压力。如果是疼痛引起,应告诉并向患者示范减轻疼痛的方法与技巧,必要时使用止痛剂。帮助患者解除或减轻身体不适,如呕吐、瘙痒,给予适当的药物。鼓励患者将焦虑说出来,将疑问提出来,并予及时、恰当的解释。鼓励与同室病友交流,增强自信心。加强与家属、朋友的联系,激发他们对患者身心、护理的责任感,多给患者关心照顾,提供安静舒适的环境。

2.减轻疼痛与促进舒适

评估疼痛的部位、性质、持续时间、有无放射痛及其诱因,观察腹部体征。严密观察生命体征、疼痛及腹部情况的变化。如果疼痛持续并阵发性加剧、腹膜刺激征明显、体温升高、脉搏增快,应警惕胆囊穿孔并做好紧急手术准备。禁食,胃肠减压,按医嘱给予适当的止痛剂,并观察和记录止痛药的疗效。禁用吗啡,阿托品可减轻 Oddi 括约肌收缩,减轻疼痛。指导患者减轻疼痛的方法:如翻身、移动或咳嗽时,用小枕头或手按压疼痛部位;术前采用胸膝卧位,术后可采用半坐卧位,减轻腹肌张力,缓解疼痛;听听音乐,与人交谈分散注意力;等等。给予心理支持,减轻焦虑,消除心因性疼痛。

3.维持水电解质平衡

评估呕吐频率、量、性状并记录。评估胃肠减压、腹腔引流管引流液的量、色和性状并记录。严密观察生命体征变化。记录 24 小时出入水量,输液,补充适量电解质,急性期患者须迅速建立静脉输液途径,适量补充液体和电解质,以保持体液平衡。给予维生素 K 等止血药,防止术后出血。

4.预防感染

观察伤口敷料有无渗液,保持伤口皮肤的清洁、干燥,及时更换污染的敷料,严格无菌操作。保持腹腔引流管通畅,观察伤口引流物、分泌物的量、颜色和性状,并记录。加强营养,提高机体的抵抗力。术后胃肠功能恢复后,可予少量多餐,进低脂、高碳水化合物、高蛋白、易消化的饮食。适当使用抗生素。

5.术后康复指导

术前告诉患者及其家属术后早期离床活动的目的和意义,使其能理解并积极配合,并督促术后第二日下床活动,防止术后肠粘连。向患者示范和讲解有效咳嗽排痰的方法,并指导其有意识地咳嗽,预防术后肺部感染。向患者解释并示范减轻疼痛的方法与技巧。指导术后合理饮食,术后应少量多餐、进食低脂、高碳水化合物、高蛋白饮食。胆固醇结石患者尽量避免食用胆固醇含量高的食物,如蛋黄、鱼卵、家禽类及动物内脏。不吃油炸食品,避免食用花生、核仁类食物,以减少食油量。如胆汁引流过多,应增加含钾食物。指导患者对异常现象的观察:胆囊切除术后常有大便次数增多现象,数周或数月后逐渐减少。若持续存在或有腹胀、恶心、呕吐、黄疸、白陶土样大便或出现茶色尿液,发生伤口红、肿、热、痛等应及时去医院检查。

五、评价

(1)患者能否主动说出焦虑的感受、原因,以及是否掌握缓解焦虑的方法。精力是否集中,是否积极配合治疗和护理。

(2)患者有效睡眠时间是否延长,精力是否充沛。

(3)伤口皮肤颜色是否正常,有无肿胀、发热、疼痛,伤口有无异常分泌物和引流物,伤口是否如期愈合。

(4)能否说出术后饮食的原则、注意事项、伤口护理及 T 形管的自我护理。

(5)生命体征是否平稳,尿量是否正常,皮肤黏膜是否红润。

(6)24 小时出入水量是否平衡。

第九节　胆石症

　　胆石症是胆道系统发生结石的疾病,包括胆囊和胆管结石。国内尸检发现胆石的发生率为 7 %。随着生活水平提高、饮食结构和卫生习惯的改变,胆石症的发生率呈逐年上升趋势,且多发于女性,比男性高出 1 倍多,尤其是 40 岁的肥胖女性。胆石症可分为:①胆固醇结石:主要成分为胆固醇,约占胆结石的 50 %,多发生于胆囊;②胆色素结石:以胆红素钙为主,多发于胆管内;③混合结石:若根据结石的部位来分,有胆囊结石、肝外胆管结石和肝内胆管结石。胆结石的治疗以手术为主。常见的手术方式有胆囊切除,胆总管切开取石,高位胆管切开取石加胆肠内引流术,肝叶、肝区段切除术。

一、护理评估

(一)健康史

1.胆囊结石

　　胆囊结石主要是胆固醇结石,正常情况下胆汁中胆固醇、胆盐及卵磷脂三种主要成分之间保持一定的浓度比例而呈稳定的微胶粒溶液。任何促使胆固醇浓度增高或胆盐成分减少的因素都可影响胆汁的微胶状态,促进胆汁中过饱和胆固醇沉淀析出而形成结石,如胆囊炎症、胆囊息肉、胆道蛔虫、胆囊梗阻、高蛋白高脂肪饮食等。

2.胆管结石

　　①胆道感染:由于胆汁滞留,细菌或寄生虫入侵,继发细菌感染,胆汁内如大肠杆菌、脆弱杆菌等产生 β-葡萄糖醛酸酶,水解可溶性的结合性胆红素成为非水溶性的游离胆红素,与胆汁中的钙结合形成胆红素钙而沉淀形成结石。②胆道寄生虫:如胆道蛔虫等,易致胆道感染、胆汁淤滞,与异物存留有关。③胆汁淤滞:与胆管狭窄使胆汁淤滞和产生涡流运动、为沉淀颗粒发展成结石提供时间和停留场所及外加能等有关。④代谢异常:在高碳水化合物、低蛋白膳食的人群中,其胆汁中抑制 β-葡萄糖醛酸苷酶活性的葡萄糖二酸含量降低,容易形成胆色素结石。

(二)身心状态

　　胆石症的临床表现取决于结石的位置、是否梗阻和感染。如结石在胆囊内阻塞了胆囊管,则急性胆囊炎的症状较明显;如结石出现在胆总管,则会出现胆管炎典型的查科三联症:腹痛、寒战与高热、黄疸。

　　胆管结石主要表现有:①腹痛:右上腹和剑突下阵发性剧烈刀割样绞痛。由于胆管结石下移、嵌顿于胆总管下段引起胆管平滑肌痉挛所致。常因进食油腻食物或饱餐或体位改变、颠簸等诱发,可向右后背部放射,常伴恶心,呕吐。②寒战与高热:继胆绞痛后出现。由于细菌、毒素逆行扩散,通过肝窦进入体循环引起的全身中毒症状。患者急性重病容,高热大汗,恶心呕吐。③黄疸:常于胆绞痛和高热后 1～2 日出现。由于结石嵌顿于 Vater 壶腹不能松解所致。黄疸时常有尿色变深,粪色变浅。但多数患者胆绞痛和黄疸在一周左右缓解,系由结石阻塞的胆管扩张,使嵌于壶腹部的结石漂浮上移或移至十二指肠所致。④剑突下和右上腹深压痛:如炎症严重,可有右侧腹直肌紧张,肝区叩击痛,胆囊常不能扪及。

(三)诊断检查

1.实验室检查

胆囊结石见胆囊炎。胆管结石:血白细胞数在 $20 \times 10^9/L$ 以上,急性梗阻性化脓性胆管炎时可高达 $(60 \sim 70) \times 10^9/L$,中性粒细胞明显增高,出现中毒颗粒;肝细胞坏死时血清转氨酶增高;血清胆红素、尿胆红素增高,尿胆原消失,粪胆原减少;血培养可呈阳性。

2.影像学检查

胆囊结石见胆囊炎。胆管结石:①B超检查:是胆道疾病中最常用的检查方法。检查方便,不受肝功能好坏、有无黄疸等的影响。B超显示结石呈强回声光团,后方伴声影。②经皮肝穿刺胆道造影术(PTC):PTC是一种直接的胆管造影术。PTC图像能显示肝内外胆管梗阻的部位和性质、结石部位、数量和大小等可靠信息。胆管扩张的造影成功率几乎达100％,胆管不增粗者的成功率约为80％,在B超引导下,PTC检查可提高成功率。但有腹水、碘过敏、凝血机制障碍者均禁忌作PTC。③内镜逆行胆胰管造影术(ERCP):是一种直接的胆管造影术,能清晰显示肝内胆管小分支及结石的部位和大小。ERCP不受胆管是否扩张的影响,尤其适合于肝内、外胆管无扩张的黄疸患者和胆囊切除术后仍有胆道症状的患者。④CT:因其不受十二指肠气体遮盖的影响,对胆总管远段结石的显示率较B超高。一般在有手术史影响超声或其他检查时或对特别肥胖者选用。⑤术中胆管造影和术中胆道镜造影检查。

二、护理诊断

1.焦虑

与诊断检查、手术及预后、自我护理能力下降、医疗费用高等因素有关。

2.疼痛

与胆道炎症、阻塞、手术创伤、引流管的牵拉及焦虑等因素有关。

3.营养改变——低于机体需要量

与因恶心、消化不良、口服摄入量减少、饮食限制、疼痛、呕吐所致的营养物质丢失,胆管阻塞,脂肪吸收障碍等有关。

4.清理呼吸道低效

与疼痛、咳嗽无力、手术麻醉插管刺激、留置胃管有关。

5.皮肤完整性受损

与胆汁对切口皮肤的刺激、皮肤搔抓有关。

6.潜在并发症

①水、电解质紊乱:与呕吐、胃肠减压、T形管引流有关;②胆管阻塞和感染:与胆管引流不畅、胆汁淤滞有关。

7.知识缺乏

与引流管的护理与饮食保健信息来源不足有关。

三、预期目标

1.焦虑减轻

表现为自觉焦虑减轻,能说出焦虑的原因及减轻焦虑的方法。睡眠良好,面部表情放松,生命体征平稳,积极主动配合治疗和护理。

2.疼痛减轻

表现为主诉疼痛减轻,能说出减轻疼痛的方法。自动体位,表情安详。

3.维持良好的营养状态

表现为体重在正常范围或在原来基础上增加,人血白蛋白、尿素氮和血红蛋白值正常。

4.皮肤无完整性受损

表现为伤口如期愈合。

5.T形管引流通畅,未发生感染

表现为 T 形管引流液的量、色、质正常,切口无异常分泌物和引流物,切口皮肤无红、肿、热、痛,生命体征平稳。

6.水电解质维持平衡

表现为神志清楚,生命体征平稳,尿量正常,皮肤黏膜正常。

7.能正确进行 T 形管的护理

表现为能正确倾倒引流液,更换引流袋,进行引流管切口周围皮肤的护理,能说出避免引流管阻塞的方法。

8.能说出术后饮食的注意事项和合理饮食的原则

四、护理措施

1.心理护理

给予心理支持减轻焦虑。

2.减轻疼痛,增进舒适

(1)评估疼痛的部位、性质、程度及持续时间。

(2)严密观察腹部体征及生命体征的变化。如果患者腹痛剧增,伴腹膜刺激征,出现寒战与高热、黄疸或急性腹痛伴休克时,应立即做好紧急手术准备,以便尽早解除梗阻,引流胆道,抢救生命。

(3)禁食,胃肠减压。

(4)保持 T 形管通畅,避免牵拉、扭曲、脱出或阻塞。

(5)提供舒适体位:术前采用胸膝卧位,术后生命体征平稳后改为半坐卧位,降低腹部张力。

(6)必要时,按医嘱给予适当的止痛剂,并注意观察药物的疗效。

(7)指导患者减轻疼痛的方法:如翻身、活动、咳嗽时,用手或小枕头按压伤口;看看书报,听听音乐,与同室病友交谈分散注意力;做深呼吸等放松体操。

(8)提供安静舒适的环境,减少外界的刺激。

(9)给予心理支持,减轻心因性疼痛。

3.供给适当的营养

评估患者的营养状态,确定有无营养不良。计算患者当日所需的热卡。重症胆道感染者,因高热、消耗大、手术创伤等应激的高分解代谢,需要较多热量和蛋白质的供应。一般成人男性患者所需热量在 $836\sim1045$ kJ/d,蛋白质 $1\sim1.5$ g/(kg·d)。感染、高热和营养不良者另需增加。不能进食或营养摄入不足者,应给予静脉营养。减轻恶心、呕吐、疼痛等不适,做好口腔护理,每班至少 2 次。提供清洁、轻松、舒适的环境,增进食欲。若病情允许,可提供患者喜爱的食物。做好饮食指导,鼓励患者进食高蛋白、高碳水化合物、高维生素和含矿物质丰富及低脂饮食。定时监测体重、血浆尿素氮及白蛋白等。

4.发热的护理

给予物理和药物降温,观察降温的效果并及时记录。做好口腔护理,防止口腔黏膜干裂,可外涂石蜡油保护。做好皮肤护理,保持皮肤的清洁、干燥,及时更换汗湿的衣服。避免受凉。

5.黄疸的护理

黄疸患者因胆盐沉积、刺激而引起皮肤瘙痒,可用温水或炉甘石洗剂擦拭局部,必要时可用抗组胺药止痒。告诉患者尽量避免搔抓,以免引起皮肤破溃感染。

6.观察术后出血情况

严密观察神志,监测生命体征,观察伤口有无渗血。注意观察并记录腹腔引流管及 T 形管引流液的颜色、量和性状,术后 24 小时内 T 形管内可引流出 $300\sim500$ mL 色清亮、呈黄色或黄绿色的胆汁或血性胆汁,腹腔引流管可引流出少量血性液体,正常情况下,引流液逐日减少。如果持续引流出大量鲜红色血液,需及时报告医师处理。观察大便的颜色,出血量小时仅表现为柏油样便或大便隐血,出血量大时可伴有生命体征的改变。

7.T 形管引流的护理

(1)解释 T 形管引流的目的和意义:T 形管引流常用于预防胆道术后患者由于手术创面而引起的胆道水肿、缝合口胆汁外漏引起的胆汁性腹膜炎、膈下脓肿等并发症;胆道支持如肿瘤或外伤造成的胆道狭窄或需要置管溶石排石;术中证实胆囊管有结石,胆囊内有泥沙样结石,胆总管扩张、狭窄或有炎症时,应置 T 形管引流,防止胆管阻塞。

(2)妥善固定 T 形管:T 形管一般置于胆总管下段,一端通向肝管,另一端通向十二指肠,由戳口穿出后缝于腹壁。T 形管应长度适宜,不要固定在床上,以免翻身、起床活动、搬动时牵拉脱落。

(3)维持有效引流:引流袋的位置在活动时应低于腹部切口的高度,平卧时不能高于腋中线,以防止胆汁反流引起逆行感染。但引流袋亦不宜太低,以免胆汁流失过度。保持 T 形管通畅,避免受压、折叠、扭曲,应经常挤捏 T 形管。如果 T 形管堵塞,术后 5~7 日内禁止加压冲洗引流管。因此时引流管与周围组织及腹壁间尚未形成粘连,冲洗可导致胆汁性腹膜炎,可用细硅胶管插入 T 形管内行负压吸引。

(4)注意无菌操作:及时更换渗湿的敷料,保持切口周围皮肤清洁干燥,观察皮肤有无红、肿、热、痛。可用温开水擦洗切口周围,并外涂氧化锌软膏保护引流管周围皮肤。

(5)每日更换消毒连接管与引流瓶(袋)。

(6)观察引流液的量、色、质:术后 24 小时内 T 形管引流出黄色或绿色胆汁 300～500 mL,以后逐渐减少至每日 200 mL 左右,若量多,则提示有胆道阻塞或损伤的可能;若量少,可根据黄疸消退情况、大小便颜色、有无发热、严重腹痛来判断是否 T 形管阻塞。

(7)适时拔管:术后 10～14 日,如体温正常、黄疸消失、胆汁减少至 200～300 mL/d,且无结石残留,可考虑拔管。拔管前先在餐前、饭后各夹管 1 小时,观察有无饱胀、腹痛、发热、黄疸出现;1～2 日全日夹管;术后 10～14 日行 T 形管逆行胆道造影,开放造影剂 1～2 日拔管。局部伤口用凡士林纱布堵塞,1～2 日自行封闭。

(8)健康指导:术后低脂饮食,对带管回家者,应向患者解释和示范 T 形管的护理,并让患者及其家属操作,直到掌握为止,并强调带管者要避免提举重物或过度活动,防止 T 形管脱出拉扯伤口。尽量穿宽松柔软的衣服,避免盆浴,淋浴时可用塑料薄膜覆盖置管处。胆汁刺激大,易侵蚀皮肤,每日至少换药一次,湿透时应及时更换。若有异常或 T 形管脱出、突然无液体流出时,应及时就医。鼓励家属给予心理支持,促进患者身心恢复。

五、评价

(1)焦虑是否减轻:观察面部表情是否放松,生命体征是否平稳,能否主动与护士交谈说出焦虑的原因和缓解焦虑的方法。

(2)疼痛是否减轻:观察患者是否表现安详,自动体位,并能否说出缓解疼痛的方法。

(3)体重是否维持在正常范围内,血清尿素氮、白蛋白、血红蛋白是否正常。

(4)皮肤切口是否如期愈合,有无红、肿、热、痛征象。

(5)T 形管引流是否通畅,引流物量、色及性质是否正常。

(6)生命体征是否平稳,神志是否正常,小便及皮肤黏膜是否正常。

(7)患者能否说出 T 形管引流术后的有关护理。

(8)患者能否说出术后饮食的注意事项及合理补充营养的方法与原则。

第十节　腹部疝气

腹部疝气是指腹腔内的脏器或组织离开了原来的部位,通过人体正常的或不正常的薄弱点或缺损、孔隙进入了另一部位而成。腹部疝分腹内疝与腹外疝,以后者多见。腹外疝依其发生的部位可分为以下 4 种。

1.腹股沟疝

可分为腹股沟斜疝和腹股沟直疝。斜疝经腹壁下动脉外侧的腹股沟管内环突出,经过腹股沟管的外环穿出而成,多见于儿童及青少年,疝内容物男性常为精索,女性多为圆韧带。直疝位于腹壁下动脉内侧的直疝三角区,直接由后向前突出而成,常见于老年人。

腹股沟直疝与斜疝的鉴别见表 3-2。

表 3-2　腹股沟直疝与斜疝的鉴别

疾病	直疝	斜疝
发病年龄	多见于老年人	多见于儿童、青壮年
突出途径	由直疝三角突出,不进入阴囊	经腹股沟管突出,进入阴囊
疝块外形	半球形,基底较宽	椭圆形或梨形,上部呈蒂柄状
回纳疝块后压住内环	疝块仍可突出	疝块不再突出
精索与疝囊的关系	精索在疝囊前外方	精索在疝囊后方
疝囊颈与腹壁下动脉的关系	疝囊颈在腹壁下动脉内侧	疝囊在腹壁下动脉外内侧
嵌顿机会	极少	较多

2.股疝

疝囊经股环、股管向腹部卵圆窝突出而成,多见于中年以上妇女。

3.脐疝

由于脐孔闭锁不全,腹腔内容物自脐孔突出而成。常发于婴儿及肥胖妇女。

4.切口疝

发生于手术切口处的疝。

5.食管裂孔疝

食管在近横膈开口处变大,胃部由此突向下胸部而成,国外常见。

一、健康评估

(一)健康史

(1)询问患者有无增加腹内压的诱因,如慢性咳嗽、排尿困难、便秘、腹水、妊娠、举重等诱因。

(2)检查腹壁有无薄弱或先天性缺损,了解腹部手术史。

(二)身心状态

(1)检查肿块的部位、大小、形态、质地、随体位变化的情况、有无增大、压痛、是否可回纳入腹腔、有无反复发作史。

易复性斜疝:肿块在腹股沟区突出,偶有胀痛,呈带柄的梨形肿块,可降至阴囊或大阴唇。开始时仅在站立、行走、劳动或咳嗽时出现,平卧后,肿块可自行回纳或消失。检查时,用手按肿块,嘱患者咳嗽,可有膨胀性冲击感。用手指压住腹股沟内环,让患者站立咳嗽,疝块不再出现,一旦手指移去,疝块会再出现。如果疝块突然增大,胀痛触痛明显,肿块不能回纳,提示有嵌顿,当发展为绞窄性疝时,全身症状加重,可以有毒血症的表现。

(2)了解患者对疾病的认识及其心理反应。

(三)诊断检查

透光试验:鞘膜积液多能透光,试验为阳性,而腹股沟斜疝疝块则不透光。

二、护理问题

1.潜在并发症——局部血肿

与术后创面渗血有关。

2.术后疝复发

与知识缺乏有关。

3.尿潴留

与麻醉手术刺激及排尿改变有关。

三、预期目标

(1)术后未发生并发症。

(2)能说出有关预防疝复发的措施。

(3)能自解小便,无排尿困难。

四、护理措施

(一)术前护理

(1)消除或控制引起腹内压增高的诱因,如有慢性咳嗽、便秘、排尿困难者应积极处理。

(2)吸烟者术前两周开始戒烟直到术后创面愈合。

(3)严密观察腹部情况,如出现狭窄性或嵌顿性疝症状与体征时,及时与医师联系,做好手术准备。

(4)了解患者全身情况,如心、肝、肾、肺等重要脏器的功能,评估患者是否能耐受手术。

(5)术前清洁灌肠,以免术后腹胀及大便污染切口。

(6)进手术室以前排空膀胱,以免术中误伤。

(7)了解患者的心理特点,给予心理支持。

(二)术后护理

(1)体位:术后平卧,腘窝部垫小枕,髋关节微屈,以减轻伤口张力。术后 5~7 日可在床上活动,如翻身等。但年老体弱者、复发疝、绞窄性疝、巨大疝,术后卧床时间应延至 10 日,以免增加腹内压而影响手术切口的愈合。

(2)饮食:患者术后 6~12 小时可进食流质饮食,第二天进软食或普食。肠切除吻合术后的患者,应禁食到肠道功能恢复,方可进食流质饮食。

(3)观察患者排尿及膀胱充盈情况:及时发现并处理尿潴留,如下腹按摩、针刺、听流水声诱导排尿,必要时导尿以免引起腹腔内压增高。

(4)密切观察阴囊及切口有无渗血或血肿形成:手术区用沙袋压迫并用丁字疝带托起阴囊,以减轻伤口渗血和阴囊水肿、积血。

(5)保持伤口敷料的清洁、干燥,避免小便污染伤口。

(6)密切观察伤口有无红、肿、热、痛及患者的体温、脉搏情况,防止切口感染。

(7)注意保暖,避免感冒,避免因咳嗽、打喷嚏而引起伤口裂开或疝复发。

(8)注意多吃营养丰富、富含粗纤维的食物,以保持大便通畅。便秘者应及时给予通便药物,并告知不要用力排便,以免增高腹压,影响伤口愈合或疝复发。

(9)术后 3 个月内避免重体力劳动。

五、评价

(1)检查伤口有无出血、血肿形成。

（2）伤口有无红、肿、热、痛等感染征象,生命体征是否平稳。

（3）能否自解小便,有无膀胱充盈膨胀。

（4）能否说出预防疝术后复发的注意事项。

第十一节　急性化脓性腹膜炎

一、定义

急性化脓性腹膜炎是指腹腔脏层和壁腹膜的炎症,可由细菌感染、化学性或物理性损伤等引起。按病因可分为细菌性和非细菌性两类;按临床过程可分为急性、亚急性和慢性 3 类;按发病机制可分为原发性和继发性两类;按累及范围可分为弥漫性和局限性两类。

二、术前护理措施

1.一般护理

按普外科一般护理指南及一般术前护理指南来进行护理。

2.心理支持

做好患者及其家属的解释安慰工作,稳定患者情绪,减轻焦虑;介绍有关腹膜炎的疾病知识,使其认识疾病配合治疗和护理;帮助其勇敢面对疾病,尽快适应患者角色,增加战胜疾病的信心和勇气。

3.饮食

禁食,持续胃肠减压,吸出胃肠道内容物和气体,改善胃壁、肠壁血液循环和减少消化道内容物继续流入腹腔,以减轻腹胀和腹痛。

4.体位

无休克情况下,患者取半卧位,促使腹内渗出液流向盆腔,以减少毒素吸收和减轻中毒症状、利于引流和局限感染,同时避免腹胀所致的膈肌抬高,减轻腹胀对呼吸和循环的影响。休克患者取平卧位或头、躯干和下肢均抬高 20°。尽量减少搬动以减轻疼痛。

5.密切观察病情变化

定时监测体温、脉搏、血压和呼吸,密切观察生命体征动态变化,对于危重患者,尤其注意循环、呼吸及肾功能的监测和维护,观察腹部症状和体征的变化,尤其注意压痛、腹胀有无加剧,了解肠蠕动的恢复情况和有无腹腔脓肿如膈下或盆腔脓肿的表现,若发现异常,及时通知医师配合治疗和处理,给予镇静、止痛、给氧对症处理,减轻患者痛苦,但症状不明时禁用镇痛药。高热患者给予物理降温。

6.给药护理

迅速建立静脉输液通道,遵医嘱补液,纠正水、电解质及酸碱失衡,安排好输液顺序,根据患者临床表现和补液的监测指标及时调整输液量、速度和种类,保持每小时尿量达 30 mL 以上。合理应用抗生素,控制感染。必要时输血、血浆,维持有效循环血量。

三、术前健康指导

提供疾病护理知识,向患者说明非手术期间禁食、胃肠减压、半卧位的重要性,教会患者注意腹部症状和体征的变化。

四、术后护理措施

1.一般护理

按普外科术后一般护理指南。

2.观察病情变化

术后密切监测生命体征的变化,定时测量体温、血压、脉搏。对术后持续高热或 3 日后又高热的患者,及时报告医师;呼吸频率增快者,给予吸氧,半卧位;经常巡视患者,倾听主诉,注意腹部体征的变化,观察有无膈下或盆腔脓肿的表现;及时发现异常通知医师,配合处理。对危重患者尤应注意循环、呼吸、肾功能的监测和维护。注意呕吐情况,保持呼吸道通畅。

3.卧位与活动

患者手术毕回病房后,给予平卧位。全麻未清醒者头偏向一侧。全麻或硬膜外麻醉患者平卧 6 h,血压、脉搏平稳后改半卧位,可减轻腹部张力,利于切口愈合,根据病情及时正确协助患者采取有效的半卧位:上半身抬高与床铺的水平面呈 $45°\sim60°$,两膝屈曲并鼓励患者多翻身、多活动,预防肠粘连。

4.引流管护理

正确连接各引流装置,有多根腹腔引流管时,贴上标签标明各管位置,以免混淆。注意观察引流管周围皮肤有无红肿、破损,观察引流液是否外漏或渗出。观察腹腔引流情况,对负压引流者及时调整负压。妥善固定引流管,防止脱出或受压(防止患者变换体位时压迫引流管或牵拉而脱出,并减少牵拉引流管引起的疼痛);记录引流液的量、颜色、性状、残渣等,准确记录 24 h 引流量,并注意引流液量和质的逐日变化;经常挤捏引流管,以防血块或脓痂堵塞,保持腹腔引流通畅,预防腹腔内残余感染,患者感到腹胀伴发热,应及时检查管腔有无阻塞或引流管脱落。更换引流袋(或瓶)及敷料时,应严格执行无菌操作,引流袋(或瓶)内保持无菌,每日更换 1 次无菌袋(或瓶),引流管远端接引流袋时,先消毒引流管口后再连接,以免引起逆行性感染。当引流液量减少、色清、患者体温及白细胞计数恢复正常,可考虑拔管。

5.切口护理

观察切口敷料是否干燥,有渗血、渗液时及时更换;观察切口愈合情况,及早发现切口感染的征象。

6.疼痛护理

按疼痛护理指南。

7.禁食、胃肠减压

术后继续禁食、胃肠减压(引流物堵塞时,可用注射器将堵塞物抽出,或使用温开水冲管)。胃肠减压管拔管前应先行拔管试验,如患者无明显腹胀或恶心、呕吐等不适时可拔管,肠蠕动恢复后,拔出胃管,逐步恢复经口饮食。

8.补液、给药和营养支持

根据医嘱,合理补充水、电解质和维生素,必要时输注新鲜血、血浆,维持水、电解质、酸碱平衡;给予肠内、外营养支持,促进内稳态和合成代谢,提高防御能力。术后继续应用有效抗生素,进一步控制腹腔内感染。

9.基础护理

保持床单整洁,皮肤及毛发指甲清洁、干燥。禁食期间做好口腔护理,每日 3 次;留置导尿患者消毒尿道口每日 2 次。

10.预防肺部并发症

注意保暖,给患者做治疗或护理时只暴露必要部位,在病情许可情况下,嘱患者做深呼吸每日 2 次,每次 5～10 分钟。给患者拍背帮助咳嗽,或做雾化吸入,使排痰通畅、肺部气体交换良好。

11.心理护理

术后多数患者怕疼不敢活动,怕影响切口愈合拒绝半卧位,应耐心细致地劝说,使其认识到半卧位的必要性,消除不必要的顾虑和恐惧,增强患者的信赖感和安全感,以取得合作。

五、术后健康指导

(1)饮食指导。讲解术后恢复饮食的知识,鼓励其循序渐进,少食多餐,进食富含蛋白质、热量和维生素的食物,促进手术创伤的修复和切口愈合。

(2)解释术后早期活动的重要性,鼓励患者卧床期间进行床上活动,体力恢复后尽早下床走动,促进肠功能恢复,防止术后肠粘连。

(3)做好出院患者的健康指导,术后定期门诊随访。

第十二节　腹腔脓肿

一、概述

腹腔脓肿是急性化脓性腹膜炎治疗过程中,因炎症较轻微,脓液被大网膜、肠和纤维蛋白互相粘连、包围而逐渐形成脓肿,脓肿一般在原发病灶处。如腹膜炎处理不当或不及时,在腹膜炎消退后,脓液可积累在腹腔某些部位,形成局限性脓肿。腹腔脓肿可分为膈下脓肿、盆腔脓肿、肠间隙脓肿。

二、病因与发病机制

1.膈下脓肿

脓液积聚于膈肌以下、横结肠及其系膜以上的间隙内,通称为膈下脓肿。膈下脓肿可发生在一个或两个以上的间隙内。患者平卧位时,左膈下间隙处于较低位,腹腔内的脓液易积聚于此;此外,细菌亦可经肝门静脉和淋巴系统到达膈下。小的膈下脓肿经非手术治疗可被吸收,较大脓肿可因长期感染,自身组织耗竭,病死率甚高。膈下感染还可引起反应性胸腔积液、胸膜炎,穿破胸腔时可发生脓胸;穿透消化道管壁可引起反复出血或内瘘,如肠瘘或胃瘘;也可扩散并发脓毒症。

2.盆腔脓肿

盆腔处于腹腔最低处,腹腔内炎性渗出及脓液易积聚于此形成盆腔脓肿。因盆腔腹膜面积较小,吸收能力有限,故盆腔脓肿时全身中毒症状常较轻。腹部手术后或腹膜炎等患者取半卧位,有利于感染局限、减轻中毒症状,且便于引流。

3.肠间隙脓肿

肠间隙脓肿多为腹膜炎后,脓液积聚肠间,被肠管、系膜、网膜所包裹,可形成单个或多个脓肿。如脓肿周围广泛粘连,可以发生不同程度的粘连性肠梗阻。

三、临床表现

1.膈下脓肿

(1)全身表现:全身中毒症状的程度取决于细胞毒素的毒力,及全身抵抗力的强弱,一般均有发热,呈弛张热,常伴有寒战、多汗,心率较快,舌质红有瘀斑,舌苔黄燥或厚腻。

(2)局部症状:局部症状或体征因脓肿部位不同而有很大差异。患者多有肋缘下或剑突下持续性钝痛,深呼吸时加重。有时放射至肩部,有不同程度的呼吸受限,常有呃逆、咳嗽。感染影响至胸膜、肺时,出现胸腔积液、气促、咳嗽、胸痛等表现。

2.盆腔脓肿

盆腔脓肿多发生在急性阑尾炎及盆腔炎之后。因盆腔腹膜面积小,吸收毒素少,故全身症状较轻。直肠和膀胱刺激症状为盆腔脓肿最常见的症状。如大便频数,里急后重感,常伴有黏液,尿频、尿急、排尿困难也较常见。

3.肠间隙脓肿

临床表现主要是发热、腹痛,并伴有全身中毒症状,因炎性肠粘连,可引起肠梗阻症状,如腹胀、阵发性腹痛、大便及排气不畅,恶心呕吐等。局部可触及包块,压痛明显。

4.辅助检查

(1)膈下脓肿

①血常规白细胞计数增高,但病情严重或机体反应低下时,白细胞计数可不高,红细胞沉降率明显增速。②X线检查可显示患侧膈肌升高而活动减弱,肋膈角或心膈角模糊。超声波可显液性暗区,可在B超指导下穿刺确诊。

(2)盆腔脓肿:肛门指检,肛门括约肌松弛,直肠前壁饱满隆起,有明显触痛或波动感。超声波检查可见膀胱后较大液性暗区,经直肠前壁穿刺可抽出脓性液体。

(3)肠间隙脓肿:腹部X线拍片可发现肠壁间距增宽及局部肠襻积液积气。B超有液性暗区,CT亦可确定脓肿的部位及范围。

四、治疗原则

感染早期,脓肿尚未形成时,采用非手术治疗,以大剂量抗生素控制感染,加强支持治疗,必要时输血、血浆。一旦脓肿形成,应定位后经手术切开引流。

五、护理

1.评估

询问患者既往病史,尤其注意有无胃、十二指肠溃疡病史,慢性阑尾炎发作史,其他腹内脏器疾病和手术史;了解近期有无腹部外伤史;对儿童,应了解近期有无呼吸道、泌尿道感染病史、营养不良或其他导致抵抗力下降的情况。

2.护理措施及要点

(1)一般护理(术前护理要点及措施)

对症施护、减轻不适:无休克情况下,患者取半卧体位,利于改善呼吸、循环和炎症局限。给予禁食、胃肠减压,以减轻胃肠道内积气、积液,减轻腹胀等不适。尽量减少搬动和按压腹部,以减轻疼痛。高热患者,给予物理降温。

密切观察病情变化:定时测量体温、脉搏、呼吸和血压,必要时监测尿量,记录液体出入量。加强巡视,多询问患者主诉,观察患者腹部症状和体征的变化,注意治疗前后对比、动态观察。

输液、给药:迅速建立静脉输液通道,遵医嘱补液,纠正水、电解质及酸碱失衡,安排好输液的顺序,根据患者临床表现和补液的监测指标及时调整输液的量、速度和种类,保持每小时尿量 30 mL 以上。合理应用抗生素,控制感染。必要时输血、血浆,维持有效的循环血量。

心理护理:做好患者及家属的解释安慰工作,稳定患者情绪,减轻焦虑;介绍有关腹膜炎的疾病知识,提高其认识并配合治疗和护理;帮助其勇敢面对疾病,尽快适应患者角色,增加战胜疾病的信心和勇气。

(2)术后护理要点及措施。

患者安置:患者手术完毕回病室后,给予平卧位。全麻未清醒者头偏向一侧,防止误吸,保持呼吸道通畅。正确连接各引流装置,有多根腹腔引流管时,贴上标签标明各管位置,以免混淆。全麻清醒或硬膜外麻醉患者平卧 6 小时、血压、脉搏平稳后改为半卧位,并鼓励患者多翻身、多活动,预防肠粘连。

禁食、胃肠减压:术后继续胃肠减压、禁食,肠蠕动恢复后,拔除胃管,逐步恢复经口饮食。禁食期间做好口腔护理,每日 2 次。

观察病情变化:术后密切监测生命体征的变化,定时测量体温、血压、脉搏。经常巡视患者,倾听主诉,注意腹部体征的变化,观察有无腹腔残余脓肿的表现;及时发现异常,通知医师,配合处理。对危重患者尤应注意循环、呼吸、肾功能的监测和维护。

补液、给药和营养支持:根据医嘱,合理补充水、电解质和维生素,必要时输新鲜血、血浆,维持水、电解质、酸碱平衡;给予肠内、外营养支持,促进内稳态和合成代谢,提高防御能力。术后继续应用有效抗生素,进一步控制腹腔内感染。

切口和引流管护理:观察切口敷料是否干燥,有渗血、渗液时及时更换;观察切口愈合情况,及早发现切口感染的征象。观察腹腔引流情况,对负压引流者及时调整负压。妥善固定引流管,防止脱出或受压;记录引流液的量、颜色、性状,经常挤捏引流管以防血块或脓痂堵塞,保持腹腔引流通畅、预防腹腔内残余感染。当引流液量减少、色清、患者体温及血细胞计数恢复正常,可考虑拔管。

六、健康教育

(1)术后肠功能恢复后的饮食要根据不同疾病具体计划,先吃流质饮食,再过渡到半流饮食。应指导和鼓励患者吃易消化、高蛋白、高热量、高维生素饮食。保持大便通畅,防止便秘。

(2)向患者解释术后半卧位的意义。在病情允许的情况下,应鼓励患者尽早下床活动。防止术后肠粘连。

(3)出院后如突然出现腹痛加重,应及时到医院就诊。做好出院患者的健康指导,术后定期门诊随访。

第十三节　腹膜后肿瘤

一、概述

原发性腹膜后肿瘤,指起源于腹膜后潜在腔隙内的肿瘤,但不包括腹膜后脏器如肝、十二指肠、胰、脾、肾、肾上腺、输尿管、骨骼等脏器结构的肿瘤,以及源于他处的转移肿瘤。呈膨胀性生长,一般不具有浸润性,有完整的包膜,不易远处转移,易出现局部复发等生物特性。腹膜后肿瘤发病率低,占全身肿瘤的 0.07 %～0.20 %,占全身软组织肿瘤的 10 %～20 %,据统计我国居民的发病率为 0.3/10 万～0.8/10 万。腹膜后肿瘤可发生于任何年龄,高发年龄为 50～60 岁,发病率男性较女性略高。原发性腹膜后肿瘤因病理类型多样而预后有所不同,但恶性往往预后不佳。据报道腹膜后软组织肉瘤的 5 年生存率为 35 %,10 年生存率为 15 %,高分化肿瘤患者存活期 80 个月,低分化肿瘤患者存活期 20 个月,肿瘤全切除者 60 个月,部分切除者 24 个月。原发性腹膜后肿瘤手术完全切除后仍有较高的复发率,高达 49 %～88 %,中位复发时间为 1.3 年。肿瘤病理类型和分化程度,以及手术的彻底性和肿瘤切除的完整性是影响 PRT 术后复发的重要因素。原发性腹膜后肿瘤多为原位复发,极少远处转移,绝大多数患者死于肿瘤的局部浸润。腹膜后肿瘤术后应密切随访,一旦复发,应争取早日再次手术,必要时可多次手术,以缓解症状,提高生活质量,延长生存时间。

二、病因与发病机制

腹膜后肿瘤的病因尚不清楚。已知原因包括:理化因子、暴露于电离辐射、遗传及获得性免疫缺陷。因此,接触危害因子至发病的潜伏期长,该期间多种环境及遗传因子参与,难以判断该类肿瘤确切病因。由良性肿瘤恶变为腹膜后肉瘤者罕见,有关文献报道良性畸胎瘤恶变为恶性畸胎瘤者,恶性周围神经鞘瘤也多由良性神经纤维瘤转变而来。

三、临床表现

腹膜后肿瘤来自不同组织,种类繁多,表现多种多样,任何年龄均可发病,10 %的人发生在 10 岁以下,80 %的显示恶性肿瘤特征。腹膜后肿瘤发展较慢,一般较晚才累及邻近器官和转移,故较迟才发现些模糊的非特异的症状,且肿瘤位置深,缺乏特有的临床症状,早期诊断有一定困难。

1.症状

(1)腹部肿块:早期多无症状,在查体时或无意中发现。随着肿瘤逐渐增大可出现相应的症状,如在上腹部可有饱胀甚至影响呼吸;下腹部易有坠胀感。肿瘤生长慢、适应性较强,症状较轻;肿瘤生长快突然增大且有出血坏死则出现胀痛或剧痛。

(2)压迫症状:由于压迫脏器而产生的刺激症状,如肿瘤压迫胃可有恶心呕吐;压迫直肠可出现排便次数增多或慢性肠梗阻征象;压迫膀胱则出现尿频尿急;压迫输尿管则有肾盂积水;侵入腹腔神经丛可引起腰背疼痛、会阴部及下肢疼痛;压迫静脉及淋巴管可引起下肢水肿。

(3)全身症状:恶性肿瘤发展到一定程度可出现一系列全身症状,如体重减轻、发热、乏力、食欲缺乏甚至恶病质。如嗜铬细胞瘤因其分泌肾上腺素和去甲肾上腺素可出现阵发性高血压,如肿瘤压迫胰腺可刺激胰岛素的分泌出现低血糖。

2.辅助检查

(1)术前常规检查

血液检验:包括血常规、血生化、血清四项、凝血功能和血型,为常规术前检查,了解心、肝、肾、肺、凝血功能,排除异常疾病,为手术做好充分准备。尿便常规检验,了解泌尿和消化系统情况。

心电图检查:检查心率和心律,评估手术安全性。

胸片检查:为常规术前检查,以了解呼吸系统状况,评估手术安全性,并为术后预防肺部并发症做准备。

影像学检查:B超、CT、MRI等,可以了解病变的部位、范围,为选择治疗方案提供依据。

(2)术前特殊检查

消化道造影检查:胃肠钡剂检查和钡灌肠检查可以排除胃肠道肿瘤或腹腔内肿瘤及了解消化道受压程度。

尿路造影:位于腹膜后的肿瘤最易对肾及输尿管造成压迫与侵犯。静脉尿路或逆行尿路造影可显示肾盂、输尿管受压移位及有无扩张积液等改变,对判断肿瘤部位、了解泌尿道受压情况及对侧肾的功能有一定的帮助。

血管造影:主要根据供养动脉的走行、分布及形态改变情况,来判断肿瘤的来源、显示血管受侵的程度、发现较小的肿瘤,以利于手术方案的制定。①下腔静脉造影:能够显示肿瘤对静脉壁的侵犯和推挤程度,有助于术前设计针对受累的下腔静脉的处理方法,并予以适当的术前准备,发生于腹膜后右侧软组织或器官的肿瘤,可能侵及下腔静脉并使其移位、变形、部分或完全阻塞或血栓形成。要指出的是,腹膜后纤维化亦能使下腔静脉向前移位,但主要以下腔静脉发生周围性的狭窄甚或梗阻为特征,若是移位显著,应考虑是肿瘤所致。②逆行主动脉造影:经股动脉插管主动脉造影可显示肿瘤的部位及其血管分布情况,从而推测其性质,恶性肿瘤可侵犯邻近器官。单纯从血管分布来看很难分辨是原发还是继发。一般说来,如果瘤体内血管分布异常、不规则或血管粗细不匀,肿瘤区有造影剂斑块,动静脉互通,以及造影剂从静脉回流很快等反常情况,多为恶性肿瘤动脉造影征象。③数字减影血管造影:数字减影血管造影能够较好地显示瘤体血管来源及分布。丰富的新生血管常提示恶性肿瘤的存在。也可了解大血管受侵情况并可同时行血管栓塞治疗,减少肿瘤血供以便于手术。通过显示与重要血管及部分脏器的关系,为正确判断病情,制定切除巨大肿瘤或与血管相通的囊性肿瘤的手术方案,减少术中失血提供重要依据。

四、治疗原则

1.手术治疗

手术切除是大多数腹膜后肿瘤的主要治疗方法,不少腹膜后肿瘤可完整地手术切除,达到治愈目的。故对手术应持积极的态度。有些腹膜后肿瘤能否切除,需经术中探查后方能确定。

2.化疗

原发性腹膜后恶性淋巴瘤对化疗十分敏感,一经确诊应首选化疗,可获得较高完全缓解率。

3.放疗

放疗对原发的未分化肿瘤和恶性淋巴瘤有一定的疗效。

五、护理

1.评估

(1)健康史及相关因素:包括家族有无遗传病史,发病时间,发病特点。

一般情况:患者的年龄、性别、职业、婚姻状况、营养状况等,并注意与现患疾病相关的病史和药物应用情况及过敏史、手术史、家族史、遗传病史和女性患者生育史等。

发病特点:患者有无自行无意识发现肿块、腹痛、腰痛、下肢神经性疼痛。本次发病是体检时发现还是腰痛、腹痛或自己扪及包块而就医,是否给生活带来不便。

相关因素:有无家族史,男性患者是否吸烟,女性患者是否有饮咖啡习惯等。

(2)身体状况。

局部:肿块位置、大小、数量,肿块有无触痛、活动度情况。

全身:重要脏器功能状况。

辅助检查:包括常规检查及相关特殊检查的结果。

2.护理要点及护理措施

(1)术前护理措施。①按普通外科疾病术前护理常规。②心理护理:护理人员应了解患者的心理状况,有计划地向患者介绍有关疾病的治疗、手术方式及结肠造口术的知识,增强患者对治疗的信心,使患者能更好地配合手术治疗及护理。同时也应取得患者家属的配合和支持。关心体贴患者,及时解答患者提出的问题,尽量满足其合理要求。③维持足够的营养:腹膜后肿瘤患者手术前的营养状况欠佳。术后患者需有足够的营养进行组织修补、维持基础代谢。因此,术前应纠正贫血和低蛋白血症,提高患者对手术的耐受力,利于术后康复。应给予静脉补液,输入营养液体。指导患者多进食带有营养丰富、易消化、口味清淡的膳食,加强机体免疫力。

(2)术后护理措施。

按普通外科一般护理常规及全麻手术后护理常规护理。

观察病情:术后给予心电监护,严密监测血压、脉搏、呼吸、神志,尤其是副神经节瘤或良、恶性嗜铬细胞瘤,血压高者选用降压药,血压低者根据中心静脉压调节输液滴速或选用升压药,以维持血压的稳定。

引流管的护理:妥善固定各种引流管,防止牵拉滑脱,保持引流管的通畅,避免扭曲、折叠,间断挤压引流管,防止血凝块阻塞,胃肠减压应保持持续的负压,每日在无菌操作条件下,更换引流袋,观察引流液的量、颜色、性状,并做好记录。

并发症的观察和护理:腹膜后肿瘤与腹膜后重要脏器和血管紧密相连,致手术复杂,创伤大,极易出现多种并发症,如术后出血、感染、吻合口瘘、静脉血栓、脏器衰竭等。①出血:如切口渗血较多,腹腔引流液每小时大于 200 mL,颜色鲜红或伴有血凝块,脉搏 >100 次/min,提示有活动性出血,应立即汇报医师,迅速建立两路静脉通道,快速输液、止血、输血,必要时手术。②感染:密切监测体温,观察腹部体征以及引流液的性状,及时发现感染症状,保持引流通畅,并根据引流液的细菌培养＋药敏试验选用抗生素。③静脉血栓:由于出血而大剂量地使用止血药物;创伤疼痛使患者卧床时间长及手术后血液呈高凝度状态是导致静脉血栓的主要原因。因此,术后应指导患者尽早活动四肢、翻身,病情许可尽早下床活动,如出现下肢肿胀疼痛应做下肢血管彩色多普勒超声,以便及早发现静脉血栓而制止下肢的活动、按摩,防止栓子的脱落导致肺栓塞。④吻合口瘘的观察和护理:吻合口瘘属腹膜后肿瘤术后一个严重并发症,导致手术后病死率升高。复发腹膜后肿瘤患者病变多累及胃肠道。护理措施有:固定好引流管,防止滑脱,注意腹腔引流管引流液的性质及量,如发现引流量增加、引流液的颜色及性质似肠道物、体温持续超过 38℃,伴有腹痛、肌紧张且白细胞升高,应考虑吻合口瘘的发生。对于吻合口瘘者应立即配合医师放置双套管,行腹腔双套管冲洗,持续负压吸引,同时辅以广谱抗生素,认真观察引流液的性质,准确记录冲洗和引流量。引流量逐渐减少和引流液性质逐渐变清亮是冲洗有效的指标。要求保持内吸管通畅和有效的负压吸引,并妥善固定内吸管和冲洗管,防止脱出和堵塞。

六、健康教育

(1)注意保持室内清洁卫生,舒适,定时通风换气,保持室内空气清新,室温保持在 18℃～20℃,注意保暖防止感冒。

(2)出院后注意多食营养均衡的食品,为了减轻内脏负担,应多食主食,而肉食、油脂适量为宜。蔬菜在体内消化和吸收过程中多产生碱性物质,而肉食类在体内可产生酸性物质,为此每次进食的酸、碱食物比应是 1:3,酸性食物如肉类、鱼、蛋、糖、面等,碱性食物如蔬菜水果、牛奶、豆腐、含酸味的橘类等。

(3)出院后避免重体力劳动,不要做剧烈运动,避免负重过久、久蹲、久立。适当参加户外活动,适当的运动和饮食有助于睡眠,但需要劳逸结合,以保持良好的精神状态。

(4)腹膜后肿瘤复发率高,术后 5 年内定期(每 3～6 个月)到正规大医院复查,行 CT、MRI或 B 超检查,了解有无肿瘤复发。

第四章 神经外科疾病的护理

第一节 概　述

一、神经外科疾病一般护理常规

(1)新入院患者,应做好入科宣教,包括环境、制度,住院后注意事项,主管医师,责任护士等。

(2)入院后护士应详细询问病史,认真进行护理查体,找出存在的护理问题,制订切实可行的护理计划。

(3)多与患者沟通,了解其心理问题,有针对性地做好心理护理,消除患者对手术的紧张、恐惧心理,保证患者以积极的心态迎接手术。

(4)注意观察病情变化,并做好记录,各种原因引起的颅内压增高均有脑疝的可能,应严密观察脑疝的先兆症状。

(5)改善营养状况,为手术创造条件。①胃肠功能正常者,指导患者食用高热量、高蛋白、高维生素易消化的饮食。②呕吐不能进食者,应对症处理,如由于颅内压增高引起的呕吐,应行脱水疗法,降低颅内压,促进症状缓解。③对长时间缺乏营养的患者应采用积极的支持疗法。

(6)配合医师完成手术前的各项准备,诊断不明的患者,需要进行必要的检查,如脑血管造影、CT 扫描、MRI 等;术前检查血常规、肝功能、血液生化、凝血四项、X 线胸片、心电图等,对所做的辅助检查应认真向患者讲解其目的及注意事项。

(7)呼吸道准备。①吸烟患者劝其戒烟,以减少对呼吸道的刺激。②预防感冒,防止呼吸道感染,以免延误手术。③患者若有后组脑神经损害症状,应按时翻身,吸痰,保持呼吸道通畅,预防肺部感染等。

(8)气管切开术的护理:见常用手术前后治疗护理有关常规。

(9)高热:体温在 38.5℃ 以上者,按高热护理常规处理。

(10)癫痫:按癫痫护理常规处理。

(11)五官护理。

口腔:昏迷患者用 3 ％过氧化氢或 0.1 ％呋喃西林液清洗口腔,每日 2 次,预防口腔炎或腮腺炎。

脑脊液鼻漏或耳漏:不宜用棉球或纱条紧塞,应保持鼻腔清洁,外耳道用乙醇棉签清拭后用无菌敷料覆盖,浸湿后应及时更换。

眼的护理:昏迷和面神经损伤患者眼睑闭合困难,三叉神经第一支损伤患者、角膜感觉消失者,均易发生角膜溃疡,可用蝶形胶布固定或上睑皮下注空气使眼睑闭合,亦可用眼罩、风镜或凡士林纱布护眼。每日定时滴抗生素滴眼液或涂抗生素眼膏。必要时将眼睑暂时缝合。

(12)泌尿系护理:昏迷或脊髓伤病患者经常有尿潴留或尿失禁者,留置导尿管时注意无菌操作,每日以 1:5000 呋喃西林溶液冲洗膀胱 1 次,每月更换导尿管 1 次。

(13)便秘护理:应用缓泻药,如口服乳果糖、酚酞(果导)片、麻仁润肠丸等,或肛门内注入开塞露 20～40 mL。必要时给予肥皂水不保留灌肠。

(14)防止坠床:意识不清和躁动不安患者应加置床档,酌用镇静药,必要时用约束带约束肢体,但注意不宜过紧。

(15)精神护理:对患者进行安慰与鼓励,增强其战胜疾病的信心。有精神症状者,应防止自伤或伤人,积极建议进行精神科相关治疗。

二、神经外科疾病术前护理常规

(1)按神经外科疾病一般护理常规。

(2)护理评估。

健康史:了解患者一般情况、既往健康状况,尤其注意与现患疾病相关的病史和药物应用情况及过敏史、手术史、家族史、遗传史、女性患者生育史,既往有无高血压病、糖尿病、心脏疾病等,初步判断其手术耐受性。

药物治疗史:了解有无服用与手术或术后恢复有关的药物,如阿司匹林、苯妥英钠等。

身体状况:通过仔细询问患者主诉和全面体格检查,评估生命体征和主要体征;了解各主要内脏器官功能情况,有无心、肺、肝及肾等器官功能不全,有无营养不良、肥胖,有无水、电解质失衡等高危因素,评估手术的安全性。

神经系统状况:有无头痛,呕吐,视神经盘水肿等,了解头痛的性质,呕吐的量,有无喷射性呕吐等。

(3)术前宣教。

根据患者的年龄和文化程度等特点,利用图片资料、宣传手册、录音或讲课等多种形式,结合患者的具体疾病,介绍疾病知识、手术方式、术后可能的不适、可能留置的各类引流管及其目的意义、患者需要配合的相关知识和准备。

术前饮食指导:鼓励患者多摄入营养丰富、易消化的食物;术前 1 日中午正常进餐,术前 1 日晚餐进食清淡易消化饮食,20:00 开始禁食并给予开塞露 40 mL 纳肛,清洁肠道,手术日 0:00 开始禁饮水。

术前适应性训练:指导患者练习在床上使用大便器。男性患者学会在床上使用小便器壶。教会患者自行调整卧位和床上翻身的方法。教会患者有效排痰的方法。

(4)术前准备。

皮肤准备:头部手术给予剃头,检查头部有无毛囊炎,头皮有无损伤,用肥皂液刷头 5 遍,清水洗净。

患者卫生整顿:术前 1 日指导或协助患者剪指甲、趾甲,剃胡须,沐浴,更换清洁的病员服。

物品准备:患者的病历、各种影像资料、术中用药等。

三、神经外科疾病术后护理常规

(1)按神经外科疾病一般护理常规。

（2）病情观察。

生命体征：患者术毕返回监护室，立即测量血压、脉搏、呼吸、血氧饱和度，观察瞳孔大小，向麻醉师了解术中情况。每隔 15～30 分钟测量血压、脉搏、呼吸 1 次，同时注意观察意识、瞳孔及肢体活动的变化。如发现患者意识由清醒转入昏迷、双侧瞳孔不等大、一侧肢体偏瘫、血压偏高、脉搏和呼吸减慢等，有可能发生术后血肿或脑水肿，应立即报告医师，并做好抢救准备工作。如为颅后窝手术的患者，要密切观察呼吸的变化，测量呼吸次数时要数 1 分钟。

保持呼吸道通畅：术后患者取平卧位，头偏向一侧；口中放置通气道，并将肩部抬高，头向后仰，防止舌后坠。有气管插管的患者要注意观察，出现不耐管或咳嗽反射时，及时通知医师拔除气管插管，及时清除口腔及上呼吸道的分泌物，并注意观察呼吸的幅度和频率，观察有无呼吸困难、发绀、痰鸣音等，发现异常及时通知医师。全身麻醉清醒前的患者容易出现舌后坠、喉痉挛、呼吸道分泌物堵塞、误吸呕吐物等引起呼吸道梗阻。如果突发梗阻性呼吸停止，应立即行气管插管或采用 16 号针头做环甲膜穿刺，再行气管切开，呼吸机辅助呼吸。对于听神经瘤及有后组脑神经障碍的患者，等患者有吞咽反射后才能拔除气管插管。

出血：术后应严密观察伤口渗血、渗液情况，渗血、渗液过多时应及时更换外层敷料，并报告医师，检查伤口有无裂开，对于椎管内脊髓手术的患者，术后伤口剧烈疼痛，提示术后出血的可能，应予以重视。

引流：观察并记录引流液的性质、量和颜色，每日 1 次。如短时间内引流量异常增多，则有继发性出血的可能，结合患者血压和心率的情况，报告医师并配合进行对症处理。

（3）卧位。麻醉未清醒前，应去枕平卧，头偏向一侧，以防呕吐物误入气道造成误吸；意识清醒血压平稳后，宜采用头高位，抬高床头 15°～30°，以利于颅内静脉回流，降低颅内压；椎管脊髓手术后，不论仰卧位或侧卧位都必须使头颈和脊柱的轴线保持一致，翻身时要防止脊柱屈曲或扭转；脑脊膜膨出修补术后，切口应保持在高位以减轻张力，并避免切口被粪尿污染造成感染。

（4）引流管护理。各种引流管要妥善固定好，防止脱出，翻身时注意引流管不要扭曲、打折。注意引流袋的高度，一般脑室引流的引流袋固定高度为高出脑室平面 15 cm 左右；硬膜外、皮下引流时引流袋高度与头颅平齐；注意观察引流液的颜色和量；交接班时要有标记，不可随意调整引流袋的高度，引流管内液面有波动说明引流通畅，如发现引流不通畅及时报告医师处理。

（5）术后不适的观察和护理。

疼痛：有头痛、烦躁不安的患者，要查明原因后再给镇痛药或镇静药。颅后窝、脑室系统肿瘤开颅术后出现颅压增高，表现为剧烈头痛、意识障碍、脉搏和血压改变甚至呼吸停止，应立即准备脑室穿刺，必要时做持续脑室引流，并遵医嘱按时给予脱水药。

恶心、呕吐：因手术中麻醉药物的不良反应，多数患者术后会出现不同程度的恶心、呕吐，患者呕吐时，护士应协助患者将头偏向一侧，并及时清除呕吐物。呕吐严重时，报告医师。

癫痫的观察：手术前有癫痫或手术部位在中央回及颞叶附近者，术后应观察有无癫痫发作，注意患者安全，定时给抗癫痫药。

（6）基础护理。每 2 小时翻身 1 次，脊髓、高颈髓术后要采取轴位翻身，按摩受压部位，防止压疮发生；深静脉穿刺的患者，应及时观察静脉输液是否通畅，穿刺部位有无渗血、渗液，及时更换敷料;股静脉穿刺的患者,注意观察下肢有无肿胀,足背动脉搏动情况,趾端皮肤的颜色、温度,防止发生深静脉血栓;留置导尿管的患者,保持尿管通畅,观察尿液的量、性质,注意尿道口清洁,防止泌尿系感染。

(7)术后并发症的观察与护理。

感染:术后常见的感染有切口感染、颅内感染、肺部感染。①切口感染,多在术后 3～5 日发生,患者感切口再度疼痛,局部有明显的红肿、压痛及脓性分泌物。②颅内感染:表现为外科热消退后,再次出现高热或术后体温持续升高,伴有头痛、呕吐、意识障碍,甚至出现抽搐等。③肺部感染:如不及时控制,可因高热及呼吸功能障碍加重脑水肿,甚至发生脑疝。对术后感染的患者,除给予有效的抗生素外,应加强营养,降温,保持呼吸道通畅及基础护理等。

消化道出血的观察及护理:消化道出血是威胁患者生命的并发症,多见于重型颅脑损伤,严重高血压脑出血,鞍区、第三脑室、第四脑室及脑干附近手术后,因丘脑下部及脑干损伤后反射性引起胃黏膜糜烂、溃疡。患者呕吐咖啡色呕吐物,伴有呃逆、腹胀及黑粪等,出血量多时,可发生休克。发生胃出血,应密切观察血压、脉搏,呕吐物的颜色、量,大便的颜色及量等以判断病情,立即安置胃管,行胃肠减压,遵医嘱给予冰盐水加止血药胃管注入,全身应用止血药,并根据出血量补充足量的全血。

第二节　神经外科基础护理

一、生命体征的监测技术

神经外科生命体征监测内容主要包括意识、血压、呼吸、脉搏、瞳孔、体温,是人对疾病的应激反应和身体功能障碍的反应,由生命体征的变化可以判断患者病情轻重的程度,认真观察,及时记录患者生命体征,对神经外科工作有重要的指导意义。

(一)意识

1.清楚

清楚指对外界刺激反应正常,各种生理反射存在,能正确回答问题。

2.嗜睡

嗜睡指在足够的睡眠时间以外,仍处于昏睡状态,对周围事物淡漠,对环境识别能力较差,各种生理反射存在,但较迟缓,对物理刺激有反应,唤醒后可以正确回答问题,但合作欠佳。

3.蒙眬

蒙眬指者轻度意识障碍,定向力部分降低,对外界刺激反应迟钝。瞳孔、角膜及吞咽反射存在,蜷卧或轻度烦躁,能主动变换体位,对检查不合作,呼之能应,不能正确回答问题。

4.昏迷

昏迷指患者意识完全丧失,运动、感觉和反射功能障碍,不能被任何刺激唤醒。昏迷分为三度:轻度、中度、重度。

(1)轻度昏迷:意识迟钝,反复呼唤偶尔能应,但不能正确回答问题,对强烈疼痛刺激有逃避动作,深浅反射存在。

（2）中度昏迷：意识丧失，常有躁动，强烈疼痛刺激反应迟钝，浅反射消失，深反射减退或消失，角膜和吞咽反射尚存。

（3）重度昏迷：对外界一切刺激均无反应，深浅反射、瞳孔对光反射、角膜和吞咽反射均消失，四肢肌张力消失或极度增强。

【检查目的】

观察病情，及时发现病情变化。

（1）呼叫患者姓名，与其进行一般性沟通交流。

（2）用针或手刺激眶上神经、耳垂、胸大肌外侧。

（3）观察患者吞咽动作，检查各种反射消失情况。

【操作要点】

（1）脑组织因各种因素受到损伤而出现颅内压增高，进而发生脑疝，就可引起意识改变，患者逐渐出现意识障碍，早期出现嗜睡、蒙眬、躁动、中晚期处于昏迷状态。

（2）尤其对中脑、后颅凹病变患者重点观察。

（3）去大脑皮质综合征：大脑皮质严重缺氧所致，表现为语言、运动、意识丧失，但瞳孔反射、角膜反射、咀嚼反射和吞咽运动等都存在，对痛刺激有逃避反射。

（4）运动不能缄默症：损伤额叶前方和边缘系统或间脑和中脑网织结构所致，表现为缄默不语、四肢不动，对痛刺激有反应，能睁眼但眼球固定，面无表情，大小便失禁等。

（5）闭锁综合征：脑桥腹侧双侧皮质脊髓束和皮质延髓束受损所致，表现为神志清楚，但无语、面无表情、吞咽反射消失，可出现瘫痪，包括头面部、咽喉部。

（6）持续性植物状态：主要指去大脑皮质综合症状持续 3 个月以上不见好转者。

（二）血压

血液在血管内流动时血管壁侧压力称血压，一般情况下是指肱动脉血压。它包括收缩压、舒张压、脉压三个数值。

1.收缩压

收缩压为当心脏收缩时，血液被射入主动脉，冲击管壁所产生的压力。

2.舒张压

舒张压为当心脏舒张时，动脉壁弹性回缩所产生的压力。

3.脉压

脉压为收缩压和舒张压之差。

4.正常血压

成人安静时，正常血压为 12～18.7 kPa 或 8～12 kPa（90～140 mmHg 或 60～90 mmHg），脉压 4～5.3 kPa（30～40 mmHg）。

5.异常血压

成年人安静时高于 18.7/12 kPa（140/90 mmHg）为高血压，低于 10.7/6.67 kPa（80/50 mmHg）为低血压。

颅脑外伤初期时血压可以下降，当血压升高、脉压加大时，表示出现颅内压增高症状。此时容易发生脑疝。脑疝初期、中期血压短暂升高，而到了晚期，可以因生命中枢衰竭而血压下降。

【检查目的】

（1）测量、记录患者的血压，判断有无异常情况。

（2）监测血压变化，间接了解循环系统的功能状况。

【操作要点】

（1）评估患者。①询问、了解患者的身体情况。②告诉患者测量血压的目的，取得患者的配合。③告知患者测血压时的注意事项。④根据患者实际情况，可以指导患者或者家属学会正确测量血压的方法。

（2）检查血压计。

（3）协助患者采取坐位或者卧位，保持血压计零点、肱动脉与心脏在同一水平面上。

（4）驱尽袖带内空气，平整地缠于患者上臂中部，松紧以能放入一指为宜，下缘距肘窝2～3 cm。

（5）听诊器置于肱动脉位置。

（6）按照要求测量血压，正确判断收缩压与舒张压。

（7）测量完毕，排尽袖带余气，关闭血压计。

（8）记录血压数值。

【注意事项】

（1）血压计袖带宽窄、长度要适中：成人的袖带宽 12 cm、长 24 cm，儿童的袖带宽 6 cm、长12 cm，若太窄则测得的血压值偏高，若太宽则测得的血压值偏低。按照要求选择合适袖带。若衣袖过紧或者太多，应当脱掉衣服，以免影响测量结果。

（2）同一血压计腘动脉测得血压比肱动脉高 20～30 mmHg。

（3）患者坐位测血压时肱动脉应与第四肋软骨平齐，卧位时应与腋中线平齐。保持测量者视线与血压计刻度平行。

（4）测血压时做到四固定：定时间、定部位、定体位、定血压计。

（5）当患者出现躁动、癫痫发作时，应在病情平稳 30 分钟后测量，避免误差。

（6）颅内压增高时，血压升高，晚期血压下降。

（三）呼吸

机体与外界环境之间的气体交换过程称呼吸，包括频率、节律、幅度、方式。

1.频率

正常安静状态下，新生儿 44 次/min，成人 16～20 次/min。成人大于 24 次/min 为增快，小于 10 次/min 为减慢。当出现疼痛、发热、缺氧等可增快，在颅内压增高初期可减慢。

2.节律

正常节律是有规律的，当发生酸中毒时可加深加大，发生休克、昏迷、脑疝初期可变浅、变慢，当出现间歇时为呼吸停止的先兆。

3.幅度

正常幅度是适中的，当中枢神经系统兴奋或烦躁时可增大，当缺氧时可变浅，呼吸困难时出现三凹征：即胸骨上窝、锁骨上窝、肋间软组织凹陷。

4.方式

呼吸方式有胸式、腹式两种。

当呼吸困难时,频率、节律、幅度都发生改变,可表现为发绀、鼻翼翕动、肋间隙凹陷、呼吸浅而急促;当脑疝发展到中期时,呼吸深而慢;而到了晚期出现潮式或叹息样呼吸。

【检查目的】

(1)测量患者的呼吸频率。

(2)监测呼吸变化。

【操作要点】

(1)评估患者:询问、了解患者的身体状况及一般情况。

(2)观察患者的胸腹部,一起一伏为一次呼吸,测量 30 秒。

(3)危重患者呼吸不易观察时,用少许棉絮置于患者鼻孔前,观察棉花吹动情况,计数 1 分钟。

【注意事项】

(1)呼吸的速率会受到意识的影响,测量时不必告诉患者。

(2)如患者有紧张、剧烈运动、哭闹等,需稳定后测量。

(3)呼吸不规律的患者及婴儿应当测量 1 分钟。

(4)颅内压增高时,早期呼吸深、慢,晚期出现潮式呼吸继而停止。

(5)尤其延髓、脑桥病变的患者应重点观察。

(四)脉搏

随着心脏的收缩和舒张,在皮肤表面可触到表浅的搏动称脉搏。正常时心率和脉搏是一致的,包括频率、节律和强弱。

1.脉率

成人安静时 60~100 次/min,当超过 100 次/min 为心动过速,小于 60 次/min 为心动过缓。脉率可因年龄、性别、活动、情绪不同而有差异。婴幼儿较快,老年人较慢,女性比男性快,剧烈活动和情绪激动时较快,休息和睡眠时较慢。脉率还可受其他因素影响,高热时较快,脑疝发生时无论小脑幕切迹疝或枕骨大孔疝,早期脉搏有轻微减慢,而到了中期慢而有力,晚期则快而弱。

2.节律、强弱

正常是均匀、有力的,且间隔时间相等。脑桥损伤时出现呼吸紊乱,呈现节律不整、潮式呼吸或抽气样呼吸。

3.异常脉搏

异常脉搏有间歇脉、二联律、三联律、脉搏短绌。

(1)间歇脉:称期前收缩,在一系列正常均匀的脉搏中,出现一次提前而较弱的脉搏,其后有一正常的延长间歇。

(2)二联律:每隔一个正常心脏搏动出现一次过早的搏动。

(3)三联律:每隔两个正常心脏搏动出现一次过早的搏动或每隔一个正常心脏搏动后连接出现两个期前收缩。

(4)脉搏短绌:又称为无规律的不整脉,单位时间内脉率少于心率,心率快慢不一,心音强弱不等。

【检查目的】

(1)测量患者的脉搏,判断有无异常情况。

(2)监测脉搏变化,间接了解心脏的情况。

【操作要点】

(1)评估患者。①询问、了解患者的身体状况。②向患者讲解测量脉搏的目的,取得患者的配合。③告知患者测量脉搏时的注意事项。④根据患者实际情况,可以指导患者学会正确测量脉搏的方法。

(2)协助患者采取舒适的姿势,手臂轻松置于床上或者桌面上。

(3)以示指、中指、环指的指端按压桡动脉,力度适中,以能感觉到脉搏搏动为宜。

(4)一般患者可以测量 30 秒,脉搏异常的患者,测量 1 分钟,核实后报告医师。

【注意事项】

(1)如患者有紧张、剧烈运动、哭闹等情况,需稳定后测量。

(2)脉搏短绌的患者,按要求测量脉搏,即一名护士测脉搏,另一名护士听心率,同时测量 1 分钟,并记录。

(3)颅压增高时,早期脉搏有力,晚期可出现心跳停止。

(五)体温

通过体温调节中枢的调节,使产热和散热保持动态平衡,使人体温度保持在相对恒定状态。常用测量部位有三种:腋下、口腔舌下、肛门。

【正常体温】

腋下为 36.5～37.4℃,口腔舌下温度较腋下温度高 0.5℃,而肛门温度较口腔舌下温度高 0.5℃。体温调节中枢位于丘脑下部,靠前区域为散热中枢,靠后区域为产热中枢。

【影响体温因素】

1.时间

凌晨 3—5 时最低,下午 5—7 时最高。

2.年龄

儿童较高,老年人偏低。

3.性别

女性比男性稍高。

4.运动、情绪、饮食

剧烈运动、情绪激动、摄入大量蛋白质时偏高。

5.环境

外界温度升高时体温可偏高。

6.生理因素

女性排卵至经期前,妊娠早期,体温轻度上升。

【异常体温】

1.体温升高

腋下温度超过 37.5℃ 为低热,超过 38.5℃ 为中等发热,超过 39℃ 为高热。

(1)原因。①病原微生物侵入机体所致,如颅内感染等。②各种致热源所致,如颅脑手术等。③体温调节中枢受损,如脑干损伤引起的中枢性高热等。

(2)三个阶段。①体温上升期:表现为畏寒、寒战、皮肤苍白等。②高热持续期:表现为皮肤发红、干燥、呼吸、脉搏加快。③体温下降期:表现为大量出汗,体温降至正常,但如果下降过快,可出现虚脱,甚至休克,应严密观察。

(3)神经外科常见发热的类型。①中枢性高热:体温常骤然升起、高达 41℃,甚至 42℃,且无炎症及中毒表现,解热剂亦无效。原因为丘脑下部体温调节中枢损伤。②不规则热:颅脑手术后体温正常后突然上升,且体温变化不规则,持续时间不定,应考虑是否发生颅内或伤口感染。

2.体温过低

腋下温度低于 35℃ 为体温过低。常见原因有以下 3 点。

(1)机体散热过多,如低温麻醉。

(2)机体产热不够,如脑垂体功能低下。

(3)体温调节中枢受损,如丘脑下部严重受损等。

【机体散热方式】

1.辐射散热

以热射线形式散热。降低环境温度、冰块、冷水浴可降低皮肤表面温度。

2.传导散热

深部热量传至体表,体表传给接触的衣物,如物理降温中的冰袋降温。

3.对流散热

借助空气散发热量,如风扇降温。

4.蒸发散热

外界温度高于体温时,借助汗液蒸发散热,人体每蒸发 1 g 水要吸收 0.6 kcal 热量,但室温过高则影响蒸发。

【目的】

(1)测量、记录患者体温。

(2)监测体温变化,分析热型及伴随症状。

【操作要点】

(1)评估患者。询问、了解患者的身体状况,向患者解释测量体温的目的,取得患者的配合。

(2)评估患者适宜的测温方法。测量体温方法部位为腋窝正中,时间为 5~10 分钟,是神经外科最常用的测体温法。

(3)洗手,检查体温计是否完好,将水银柱甩至 35℃ 以下。

(4)根据患者病情、年龄等因素选择测量方法。

(5)测腋温时应当擦干腋下的汗液,将体温计水银端放于患者腋窝深处并贴紧皮肤,防止脱落。测量 7～10 分钟后取出。

(6)测口温时应当将水银端斜放于患者舌下,闭口 3 分钟后取出。

(7)测肛温时应当先在肛表前端涂润滑剂,将肛温计的水银端轻轻插入肛门 3～4 cm,3 分钟后取出。用消毒纱布擦拭体温计。

(8)读取体温数,消毒体温计。

【注意事项】

(1)婴幼儿、意识不清或者不合作的患者测体温时,护理人员应当守候在患者身旁。

(2)如有影响测量体温的因素时,应当推迟 30 分钟测量。

(3)发现体温和病情不符时,应当复测体温。

(4)极度消瘦的患者不宜测腋温。

(5)如患者不慎咬破汞温度计,应当立即清除口腔内的玻璃碎片,再口服蛋清或者牛奶延缓汞的吸收。若病情允许,食用富含纤维食物以促进汞的排泄。

(6)测量体温前后清点体温计数目。

(7)腋下表:应擦干腋窝再放置体温表。

(8)体温计用前、用后要清洁、消毒,防止交叉感染。

(9)颅内压增高,晚期体温下降。

(六)瞳孔

虹膜中央的圆孔称瞳孔,是光线进入眼球的通路。瞳孔括约肌收缩使瞳孔缩小,瞳孔开大肌收缩使瞳孔开大。瞳孔改变如双侧瞳孔的对光反射,瞳孔的大小、对称性、等圆几方面,对判断病情和及时发现颅内压增高危象如小脑幕切迹疝非常重要。正常情况下瞳孔直径大小为 2～3 mm,两侧等大等圆,对光反射灵敏。

【检查目的】

1.及时发现颅内压增高、脑疝情况

(1)早期:瞳孔略微缩小,但时间很短,很难观察到,继而患侧瞳孔中度扩大,对光反射迟钝或消失,对侧正常。

(2)中期:患侧瞳孔散大,眼球固定,对侧瞳孔中度扩大,对光反射迟钝或消失。

(3)晚期:两侧瞳孔散大,眼球固定,表示濒危状态。

2.其他情况

瞳孔时大时小,双侧交替变化,对光反射消失,并伴有眼球歪斜时,表示中脑受损,若双侧瞳孔极度缩小,对光反射消失,并伴有中枢性高热时为脑桥损伤。

【操作要点】

观察瞳孔的方法:将手电光源照在眉心,迅速移向瞳孔,并迅速移开,然后用同样的方法照射对侧。

(1)眼球局部受损可出现伤侧瞳孔散大,对光反射消失,但患者神志清楚,与脑疝表现不一致。

(2)患过虹膜睫状体炎,瞳孔可因虹膜粘连而不规则,对光反射迟钝。

(3)瞳孔不等大应排除用过散瞳药物或影响瞳孔的药物,如阿托品、吗啡、水合氯醛等。阿托品中毒时双侧瞳孔散大,吗啡、水合氯醛中毒时双侧瞳孔缩小。

(4)颅内压增高时同侧瞳孔逐渐散大,对光反射迟钝、消失;晚期则双侧瞳孔散大,对光反射消失,眼球固定。

(七)血氧饱和度监测技术

【检查目的】

监测患者机体组织缺氧状况。

【操作要点】

(1)评估患者:①了解患者身体状况、意识状态、吸氧流量。②向患者解释监测目的及方法,取得患者合作。③评估局部皮肤或者指(趾)甲情况。④评估周围环境光照条件,是否有电磁干扰。⑤告知患者不可随意摘取传感器。⑥告知患者和家属避免在监测仪附近使用手机,以免干扰监测波形。

(2)准备好脉搏血氧饱和度监测仪,或者将监测模块及导线与多功能监护仪连接,检测仪器功能是否完好。

(3)清洁患者局部皮肤及指(趾)甲。

(4)将传感器正确安放于患者手指、足趾或者耳郭处,使其光源透过局部组织,保证接触良好。

(5)根据患者病情调整波幅及报警界限。

(6)洗手、签字、记录。

【注意事项】

(1)观察监测结果,发现异常及时报告医师。

(2)周围环境光照太强、电磁干扰等因素可影响监测结果。

(3)观察患者局部皮肤及指(趾)甲情况,定时更换传感器位置。

(八)微量泵的使用技术

【使用目的】

控制输液速度,使药物速度均匀、以动力推送,避免高黏性溶液形成栓塞。监测静脉输液,避免空气进入血管。用量准确并安全地进入患者体内发生作用。

【实施要点】

1.评估患者

(1)了解患者身体状况,向患者解释,取得患者合作。

(2)评估患者注射部位的皮肤及血管情况。

2.操作要点

(1)核对医嘱,做好准备。

(2)安全准确地放置输液泵。

(3)正确安装管路于输液泵,并与患者输液器连接。

(4)按照医嘱设定输液速度和输液量及其他需要设置的参数。

(5)使用微量输液泵应将配好药液的注射器连接微量输液泵泵管,注射器正确安装于微量输液泵。

3.注意事项

(1)告知患者使用输液泵的目的,输入药物的名称、输液速度。告知患者及家属不要随意搬动或者调节输液泵,以保证用药安全,告知患者有不适感觉或者机器报警时及时通知医护人员。

(2)正确设定输液速度及其他必需参数,防止设定错误延误治疗。

(3)护士随时查看输液泵的工作状态,及时排除报警、故障,防止液体输入失控。

(4)注意观察穿刺部位皮肤情况,防止发生液体外渗,出现外渗及时给予相应处理。

二、基础护理技术操作

(一)翻身法

【目的】

(1)评估患者的意识状态,肢体肌力级别,合作程度。

(2)改变姿势,满足卧床患者床上活动的需要,增加舒适感。

(3)预防压疮。

(4)便于更换床单位及进行背部护理。

【操作要点】

(1)向患者及家属讲解翻身的目的、过程、注意事项。

(2)单人翻身法。①护士站在患者一侧,撤去垫枕,松开床尾,将患者身体平放于床上。②将左右手分别伸入患者肩胛及髋、臀下,双手抬起患者的头肩部、背部移至护士侧床边,再将患者的臀部及双大腿向护士侧移动。③曲起双下肢,将患者翻转到对侧,在背部置一枕,两腿间置一枕,两腿抬高,两上肢放在胸前腹部摆放姿势舒适。

(3)双人翻身法。①护士两人站在患者一侧,撤去垫枕,松开床尾,将患者平放床上。②护士一人双手伸入肩背下,另一人双手伸入髋臀部及双膝下,使患者头及双下肢保持在同一水平线上,同时向护士侧床边移动。③由平卧翻转到对侧,将背部、两腿间、足下分别垫上软枕、双上肢放于胸前腹部,姿势要舒适。

(4)轴线翻身法。

目的:①协助颅骨牵引、脊椎损伤、脊椎手术、髋关节术后的患者在床上翻身。②预防脊椎再损伤及关节脱位。③预防压疮,增加患者的舒适感。

评估患者:①了解患者病情、意识状态及配合能力。②观察患者损伤部位、伤口情况和管路情况。③告知患者翻身的目的和方法,以取得患者的配合。

操作方法:①核对患者,帮助患者移去枕头,松开被尾。②三位操作者站于患者同侧,将患者平移至操作者同侧床旁。③患者有颈椎损伤时,第一操作者固定患者头部,沿纵轴向上略加牵引,使头、颈随躯干一起缓慢移动,第二操作者将双手分别置于肩部、腰部,第三操作者将双手分别置于臀部、腘窝,使头、颈、肩、腰、髋保持在同一水平线上,翻转至侧卧位。患者无颈椎损伤时,可由两位操作者完成轴线翻身,第一操作者的手置于颈、腰,第二操作者的手置于臀、腘窝。④将一软枕放于患者背部支持身体,另一软枕放于两膝之间并使双膝呈自然弯曲状。⑤整理用物,洗手,记录。

(5)注意事项:①向患者及家属解释翻身目的、过程、注意事项。②将患者抬起,勿拖拉,以免蹭破皮肤。③翻身后注意卧位是否舒适,并询问患者以得到舒适认可。④翻身过程中应注意保护各种管道,如脑室外引流管、胃管、尿管、氧气吸入管、胸腔闭式引流管、腹腔闭式引流管,以防脱落。⑤大小便失禁患者,应保持床单平整、干燥,有污渍时应立即更换。⑥注意加床档,躁动患者应给予约束带约束。⑦翻身时应注意患者的全身情况,如有无尿潴留、分泌物、呕吐物,患者全身皮肤情况,有无皮疹、压红,有无呼吸困难,有无呼吸间歇、过快、过慢。⑧脊髓术后患者应采取轴式翻身,即搬动时应将头、肩、背、臀保持在同一水平线上。应注意保持脊椎平直,以维持脊柱的正确生理弯度,避免由于躯干扭曲,加重脊柱骨折、脊髓损伤。患者有颈椎损伤时,勿扭曲或者旋转患者的头部,以免加重神经损伤引起呼吸肌麻痹而死亡。⑨翻身时注意为患者保暖并防止坠床。⑩翻身后及时记录,内容包括:皮肤、关节活动情况,翻身时间,护理活动。

(二)"过床易"的使用技术

【目的】

搬运不能自行活动的患者。

【操作要点】

(1)评估患者,了解患者病情、意识状态、肢体肌力、配合能力。

(2)移开床旁桌、椅。

(3)推平车与床平行并紧靠床边,平车与床的平面处于同一水平线上,固定平车。

(4)护士分别站于平车与床的两侧并抵住,站于床侧护士协助患者向床侧翻身。

(5)将"过床易"平放在患者身下 1/3 或者 1/4 处,向斜上方 45°轻推患者。

(6)站于车侧护士,向斜上方 45°轻拉协助患者移向平车。

(7)待患者上平车后,协助患者向车侧翻身。

(8)将"过床易"从患者身下取出。

【注意事项】

(1)搬运患者时动作轻稳,协调一致,确保患者安全、舒适。

(2)尽量使患者靠近搬运者,已达到节力的目的。

(3)推车时车速适宜。护士站于患者头侧,以观察病情,下坡时应使患者头部在高处一端。

(4)在搬运患者过程中保证输液和引流的通畅。

(三)患者约束法

【目的】

(1)对可能会自伤或伤及他人的患者应限制其身体或者肢体活动,确保患者安全,保证治疗、护理顺利进行。

(2)防止患儿过度活动,以利于诊疗操作顺利进行或者防止损伤肢体。

【操作要点】

1.评估患者

(1)评估患者病情、意识状态、肢体活动度、约束部位皮肤色泽、温度及完整性等。

(2)评估需要使用保护具的种类和时间。

(3)向患者和家属解释约束的必要性,保护具作用及使用方法,取得配合。

(4)告知患者及家属实施约束的目的、方法、持续时间,使患者和家属理解使用保护具的重要性、安全性,征得同意方可使用。

2.肢体约束法

(1)暴露患者腕部或者踝部。

(2)用棉垫包裹腕部或者踝部。

(3)将保护带打成双套结套在棉垫外,稍拉紧,使之不松脱。

(4)将保护带系于两侧床沿。

(5)为患者盖好被,整理床单位及用物。

3.肩部约束法

(1)暴露患者双肩。

(2)在患者双侧腋下垫棉垫。

(3)将保护带置于患者双肩下,双侧分别穿过患者腋下,在背部交叉后分别固定于床头。

(4)为患者盖好被,整理床单位及用物。

【注意事项】

(1)实施约束时,使患者肢体处于功能位,约束带松紧适宜,以能伸进一两根手指为原则。

(2)密切观察约束部位的皮肤状况及肢体血液循环情况。

(3)保护性约束属制动措施,使用时间不宜过长,病情稳定或者治疗结束后,应及时解除约束。需较长时间约束者,每2小时松解约束带1次并活动肢体,并协助患者翻身,对受压部位进行按摩。

(4)准确记录并交接班,包括约束的原因、时间,约束带的数目,约束部位,约束部位皮肤状况,解除约束时间等。

(四)冰毯的使用技术

【目的】

(1)降低体温,可同时对两位患者进行治疗。

(2)降低基础代谢率,降低脑耗氧量。

【操作要点】

(1)使用时需向机器内的水箱加水:将加水管与机器侧板上的接头连接,注意要把一个管接头旋紧,其余侧管上的管接头用堵头堵死,缓慢加水,水位应达到红线处。

(2)放置毯面:将毯面平铺于患者背下(大单下面),铺设时避免毯面出现折叠或皱褶。用连接管将主机与毯面连接好,避免连接管扭曲。

(3)置传感器:将温度传感器插入主机侧板的传感器插口。将肛温传感器头置于肛门内。传感器温度的稳定在肛门内一般需15分钟左右,将加肛套的导丝用石蜡油润滑后插入肛门。

(4)根据患者具体情况调节水温。

(5)具体操作可参考操作流程图。

(6)洗手、签字、记录。

【注意事项】

(1)向患者及家属讲解使用冰毯的目的及注意事项。

（2）主机的背板与两侧板没有通风孔,机器运行过程中应与墙壁或其他物体保持 10 cm 以上的距离。

（3）使用过程中水位计的水位提示不低于绿线处。

（4）在使用一个毯面时,请将水路其他接口封闭,以免掉入杂物。

（5）运行过程中毯面应平整铺放,避免折叠或皱褶,不得硬拉,以免损坏。

（6）开始降温后,由于毯面温度低于环境温度,可出现结露,注意保持干燥。

（7）当机器报警时,检查机器是否出现故障。

（8）使用过程中密切观察患者体温的变化,并随时观察冰毯温度。

（9）护士交接班时,应查看冰毯的使用情况。使用完毕后更换肛套,将冰毯整理好备用。

（五）跌倒的预防

【目的】

防止患者摔伤,确保患者安全。

【操作要点】

（1）评估:①评估患者意识、自理能力、步态、肌力、视力视野等。②评估环境因素:地面、各种标志、灯光照明、病房设施、患者衣着等。

（2）用药、既往病史、目前疾病状况等。

（3）定时巡视患者,严密观察患者的生命体征及病情变化,合理安排陪护。

（4）遵医嘱按时给患者服药,告知患者服药后的注意事项,密切观察用药反应。

（5）加强与患者及其家属的交流沟通,关注患者的心理需求。给予必要的生活帮助和护理。

（6）创造良好的病室安全环境:地面保持干净无水迹。走廊整洁、畅通、无障碍物、光线明亮。

（7）呼叫器等常用物品放在患者易取处。

（8）对患者进行安全宣教。

【注意事项】

（1）保持病室干净、整齐。

（2）护理人员加强保护患者的安全意识。

（六）压疮的预防

【目的】

加强皮肤护理,防止压疮发生。

【护理要点】

（1）评估患者:①病情、意识、肢体活动情况、感觉等。②患者营养状态、局部皮肤状态。③压疮的危险因素。

（2）对活动能力受限的患者,定时被动变换体位,每两小时 1 次。

（3）受压皮肤在解除压力 30 分钟后,压红不消退者,应该缩短翻身时间。

（4）长期卧床患者可以使用充气气垫床或者采取局部减压措施。

（5）骨突处皮肤使用透明贴或者减压贴保护。

（6）躁动者有导致局部皮肤受伤的危险,可用透明贴膜予以局部保护。

（7）对大小便失禁者应及时清理,保持局部清洁干燥,肛周涂保护膜,防止大便刺激。

（8）感觉障碍者慎用热水袋或者冰袋,防止烫伤或者冻伤。

（9）加强营养,根据患者情况,摄取高热量、高蛋白、高纤维素、高矿物质饮食,必要时少食多餐。

（10）洗手、签字、记录。

【注意事项】

（1）教会患者及家属预防压疮的措施。

（2）指导功能障碍患者尽早开始功能锻炼。

（3）认真记录患者皮肤情况并做好交接班。

三、颅脑手术术前常规护理

（一）心理护理

有针对性地做好患者的心理护理,消除患者对手术的紧张、恐惧心理,如给患者讲解手术方法,让其探望同期住院、患相同疾病的成功病例,让患者心中有数,树立信心。

（二）饮食护理

给予营养丰富、易消化的食物。对有营养不良、脱水、贫血、低蛋白血症等情况的患者,遵医嘱术前适当补液、输血,为患者创造良好的手术条件。

（三）呼吸道准备

对吸烟患者劝其戒烟,以减少对呼吸道的刺激。

（四）检查准备

手术前做好各项检查,如血常规、尿常规、肝肾功能检查、心肺功能检查、磁共振、CT 等。

（五）护士指导患者床上排粪、排尿

（六）特殊手术准备

垂体瘤经蝶入路的患者,术前三日开始用氯麻滴鼻液滴鼻、多贝尔液漱口,术前一日剪鼻毛。

（七）手术前一日

（1）配血或自体采血,以备术中用血。

（2）做抗生素皮试,以备术中、术后用药,预防感染发生。

（3）常规备皮、剪指甲、洗澡、更衣,检查头部是否有毛囊炎、头皮是否有损伤。

（4）嘱患者术前夜 24:00 开始禁食水,以免麻醉中误吸。

（5）对术前睡眠差的患者及心理紧张的患者,按医嘱给予镇静剂。

（6）术前晚上剃头,肥皂水洗头,清水冲洗。

（八）手术晨准备

（1）测体温、脉搏、呼吸、血压,如有异常及时与医师联系。

（2）按医嘱给予术前用药。

（3）嘱患者脱去内衣,换上干净的病服,并让患者排空膀胱。

（4）若患者发生异常情况,如女患者月经来潮,体温发热,及时通知医师。

（5）准备好病历、CT、磁共振片等以便带入手术室。

（6）手术室护士接患者时和当班护士共同查对床号、姓名、护送患者进手术室。

四、颅脑手术后麻醉苏醒期间常规的护理

手术结束后，麻醉药物对机体的作用仍将持续一段时间。在此苏醒过程中，其潜在的危险性并不亚于麻醉诱导时，因此手术后必须加强对患者的护理。神经外科患者麻醉苏醒期间的护理重点在以下几方面：

（一）生命体征的观察

患者术毕转回术后观察室，立即测量血压、脉搏、呼吸、瞳孔向麻醉师了解手术中的情况。以后每隔15～30分钟测量血压、脉搏、呼吸一次，同时注意观察意识、瞳孔及肢体的变化。如发现瞳孔不等大、血压偏高、脉搏、呼吸减慢，应及时报告医师，可能是出现术后血肿或脑水肿。如为后颅凹开颅的患者，要密切观察呼吸的变化，测量呼吸次数时要数1分钟。

（二）保持呼吸道通畅

术后患者取平卧位，头偏向健侧；口中放置通气道，并将肩部抬高，头向后仰，可防止舌后坠。有气管插管的患者要注意观察患者出现不耐管或咳嗽反射时，及时通知医师拔除气管插管，及时清除口腔及上呼吸道的分泌物，并注意观察呼吸的幅度和频率，观察有无呼吸困难、发绀、痰鸣音等，发现异常及时通知医师。

全麻清醒前的患者容易出现舌后坠、喉痉挛、呼吸道分泌物堵塞、误吸呕吐物等引起呼吸道梗阻。如果突发梗阻性呼吸停止，应立即行气管插管或采用16号针头做环甲膜穿刺，再行气管切开，呼吸机辅助呼吸。

（三）保持循环系统的稳定

麻醉药和手术创伤对循环系统的抑制不因为手术结束而消除。因此，麻醉后应继续对循环系统进行监测。术后要准确记录出入量，观察皮肤的温度、颜色和湿润度。根据血压、脉搏、尿量及末梢循环情况，调节输液量及速度，防止输液过多或不足。术后麻醉苏醒期间，患者心率可能有所加快，血压有不同程度的升高，对血压过高者应静脉用药维持正常血压，避免因血压波动造成术后出血。

（四）体温的观察

因术中暴露太久或大量输液、输血，全麻后患者多伴有体温过低，有的出现寒战，术后要注意保暖。小儿由于体温调节中枢不健全，随着室温或覆盖过多而体温升高，应给予物理降温，半小时后重复测量体温一次。

（五）伤口的观察

手术后应严密观察伤口渗血、渗液情况。如渗血、渗液多，应及时更换敷料，大量渗液要报告医师，检查伤口有无裂开，对于椎管内脊髓手术的患者，术后伤口剧烈疼痛，提示有术后出血的可能，应予以重视。

（六）引流管的观察

各种引流管要妥善固定好，防止脱出，翻身时注意引流管不要扭曲、打折，应低于头部。注意引流袋的高度，一般脑室内引流时引流袋固定高度为高出脑室平面15 cm左右，硬膜外、皮下引流时引流袋高度与头颅平齐；注意观察引流液的颜色、量；交接班时要有标记，不可随意调

整引流袋的高度,引流管内液面有波动说明引流通畅,如发现引流不通畅,及时报告医师处理。

(七)密切观察,早期发现病情变化

麻醉恢复过程中患者可出现兴奋、躁动不安,为防止患者坠床及其他意外事故的发生,注意约束好四肢,必要时肌内注射镇静剂,但为观察病情变化,一般不静脉使用地西泮等药物。异常兴奋、躁动的患者,往往提示有术后脑水肿、颅内血肿等严重并发症,应及早发现并处理。手术前有癫痫、手术部位在中央回及颞叶附近者,术后应观察有无癫痫发作,按医嘱定时给予抗癫痫药物;对于突发癫痫发作患者,除通知医师、静脉用药外,首先要注意患者的呼吸,及时解除口腔及呼吸道梗阻。

(八)做好基础护理

每两小时翻身一次,脊髓、高颈髓术后要采取轴式翻身法,按摩受压部位,防止压疮发生;深静脉穿刺的患者,应及时观察静脉输液是否通畅,穿刺部位有无渗血、渗液,及时更换敷料;留置导尿的患者,保持尿管通畅,观察尿量、性质,注意尿道口清洁,防止泌尿系感染。

五、颅脑手术术后的常规护理

(一)卧位

手术后转入术后观察室,麻醉未清醒前平卧,头转向健侧,清醒后可取头高位,休克患者要取头低位,躁动不安者要约束四肢,或加床档。

(二)呼吸道管理

保持呼吸道通畅,放置通气道者应等患者有吞咽反射后才能拔除,有缺氧征象应给氧气吸入。

(三)观察生命体征

(1)全麻未清醒者每半小时测意识、呼吸、脉搏、瞳孔一次,清醒后按医嘱每小时或每两小时一次,同时要注意观察肢体活动的变化,并记录在特护记录单上。

(2)若患者意识由清醒转入昏迷、瞳孔双侧不等大、对侧肢体偏瘫、血压升高、脉搏和呼吸慢等,有发生血肿或水肿的危险,应立即报告医师,并做好抢救准备工作。

(3)体温高者每日测体温4次,并及时给予降温处理,如药物、物理降温或人工冬眠。

(四)饮食护理

加强营养,给高蛋白、高热量、高维生素的饮食,术后1~2日给流食,以后逐渐改半流食、普食。昏迷及吞咽困难者,术后3~5日开始给鼻饲饮食,暂时不能进食者或入量不足者,按医嘱给予补液。

(五)药物治疗

术后要按时输入脱水剂,20 %甘露醇250 mL,半小时内输入,合理应用抗生素,防止感染。若颅内有感染,应行细菌培养和药物敏感试验,以利选择合适药物及决定有效剂量。

(六)高颅压治疗

有头痛、烦躁不安的患者,要查明原因后再给止痛药或镇静药。后颅凹、脑室系统肿瘤开颅后,出现颅压高时,患者表现剧烈头痛,意识障碍,脉搏、血压改变甚至呼吸停止,应立即准备脑室穿刺,必要时做持续脑室外引流,并遵医嘱按时给予脱水剂。

(七)伤口护理

术后应严密观察伤口渗血、渗液情况,若渗血、渗液过多,应及时更换外层敷料。并报告医师,检查伤口有无裂开。

(八)癫痫的观察

手术前有癫痫或手术部位在中央回及颞叶附近者,术后应观察有无癫痫发作,注意患者安全,定时给抗癫痫药物。

(九)并发症的护理

(1)昏迷、半昏迷患者和不能进食者要加强口腔护理,预防口腔炎的发生。

(2)术后患者注意翻身叩背,按摩受压部位皮肤,防止压疮和肺炎的发生。

(3)如有深静脉穿刺的患者,注意静脉穿刺部位的皮肤,每日更换穿刺部位敷料,应尽早拔除以防止静脉血栓的发生,如周围静脉循环不良,应在对侧重新穿刺。

(4)术后老年人要注意活动下肢,防止下肢静脉血栓形成或静脉炎发生,注意观察下肢皮肤的色、温及有无水肿形成,发现异常及时进行处理。

(5)术后有肢体偏瘫,要保持肢体功能位置,防止足下垂,神经功能不全者可采用针灸、理疗、体疗等。

(6)听神经瘤术后的患者,眼睑闭合不全,应注意保护眼睛,防止角膜溃疡,也可暂时行眼睑缝合术。

第三节　头部外伤

头部外伤是指头部遭受钝击、穿透伤、爆炸或下坠的间接伤害等所造成的颅脑损伤。这种损伤无论平时或战时的发生频率都较高,占全身损伤的 15 ％～20 ％,仅次于四肢损伤。且致死率比其他任何一种器官损伤都高,加之可能出现的并发症和后遗症,故远较其他部位的损伤严重。

一、头部外伤的种类

头部外伤可分为头皮损伤、颅骨损伤和脑损伤,这三种损伤可单独发生,亦可合并存在。

(一)头皮损伤

头皮平均厚度为 0.5～0.6 cm,分为 5 层,即:①含大量毛发、皮脂腺及汗腺的厚而致密的表皮层;②有坚韧粗短的纤维束交织成网隔的皮下组织;③坚韧、富有张力的帽状腱膜层;④腱膜下层为纤细疏松的结缔组织;⑤紧贴颅骨外板的骨膜层。

头皮的血管丰富,由颈内、外动脉的分支供血,左右五支在颅顶汇集,且各分支间有广泛吻合,故若有开放性伤口则会发生大量出血,并且抗感染及愈合的能力较强。

1.头皮血肿

头皮血肿系暴力所致的闭合性损伤,依血肿部位的深浅可分为头皮下、帽状腱膜下及骨膜下血肿三种。

(1)皮下血肿:由于皮下的纤维束交织成网隔,故血肿局限,张力高,压痛明显,中心软,边缘硬,且经指压后逐渐消失。

(2)帽状腱膜下血肿:由于腱膜下层为纤细疏松的结缔组织,故血肿范围宽,波动感明显,犹如戴了一顶有波动的帽子。

(3)骨膜下血肿:多由相应部位的颅骨骨折引起,血肿周边以骨缝为界。

2.头皮裂伤

头皮裂伤可因锐器切、砍或钝器打击所致。头皮裂伤时出血较多,常常会引起伤员的紧张,现场急救应及时加压包扎。

3.头皮撕脱伤

头皮撕脱伤多系发辫被卷入转动的机器,导致大块头皮自帽状腱膜下层或骨膜层被撕脱。头皮撕脱伤会导致剧烈疼痛及大量出血,现场急救应加压包扎止血,防止休克,并妥善将被撕脱的头皮置于能隔水的袋中,然后再置于放有冰块的容器内,迅速随伤员一起送往医院,以便清创后头皮再植。

(二)颅骨骨折

颅骨近似球体,分颅盖与颅底两大部分。颅盖坚实,外板较内板厚;颅底由前至后分为颅前窝、颅中窝和颅后窝。

依骨折形态可将头颅骨折分为线性骨折和凹陷性骨折。单纯性线性骨折无须特殊处理,只需卧床休息,对症止痛或镇静。凹陷性骨折如位于脑的重要功能区表面,造成脑受压或凹陷直径大于 5 cm、深度达到 1 cm,应手术治疗。

依骨折部位可分为颅盖骨折和颅底骨折。颅盖骨折局部头皮可有肿胀、压痛,凹陷性骨折还可扪及局限性下陷区。颅底的硬脑膜与骨贴附很紧,骨折时常被撕裂而引起脑脊液耳鼻漏。颅前窝骨折表现为鼻漏、"熊猫眼"征,颅中窝骨折则表现为耳漏。

(三)脑损伤

脑损伤是指脑膜、脑组织、脑血管及脑神经的损伤。根据脑损伤病理改变的先后发展,脑损伤可分为原发性和继发性脑损伤两种:原发性损伤如脑震荡和脑挫伤,继发性损伤如脑水肿和颅内血肿。

1.脑震荡

脑震荡是最常见的轻度原发性脑损伤,脑组织既无肉眼可见的组织结构方面的变化,也无神经功能废损。

2.脑挫伤

挫伤表示打伤或压碎。脑挫伤时软脑膜下有散在的点状或片状出血灶,当软脑膜裂伤时,多伴有脑组织和血管的破裂,故脑挫伤周围常有继发性脑水肿及大小不等的出血灶或血肿形成。外伤性脑水肿反应一般 3～7 日,第 3～4 日为高峰期,脑水肿较轻者在高峰期后可逐渐消退,较重者常因颅内压升高而引发脑疝。

3.颅内血肿

颅内血肿是一种较为常见的、致命却又可逆的继发性病变。

根据血肿发展的速度颅内血肿可分为:①急性,伤后 3 日内出现症状;②亚急性,伤后 3 天至 3 周内出现症状;③慢性,伤后 3 周以上开始出现症状。根据血肿的部位又可分为:①硬脑膜外;②硬脑膜下;③脑内血肿。

(1)硬脑膜外血肿:多见于颅骨穹隆部线性骨折处,更多见于颞部。

(2)硬脑膜下血肿:多见于额颞前部,出血多来自挫伤的脑实质血管损伤。

(3)脑内血肿:出血来源为脑挫伤所致的脑实质血管损伤。

二、头部外伤的护理

(一)护理评估

1.健康史

当患者被送到急诊室或病室救治时,护理人员应迅速收集下列资料。

(1)如何受伤,受伤的动力因素为何。

(2)原发脑损伤的程度。

(3)是否发生继发性病变,如血肿、感染及并发症。特别要了解有无原发性意识丧失,意识丧失后是否经过典型的中间清醒期,又再度出现意识障碍,并渐次加深,如有中间清醒期,应高度怀疑硬脑膜外血肿。

(4)重点式的全身检视,如呼吸、血压、脉搏、瞳孔大小、瞳孔对光反应,头面部有无外伤,耳鼻有无液体流出,有无身体其他部位的骨折及内出血。

(5)伤前的健康状况,特别要了解有无心血管方面的问题,因为脑血管栓塞引发脑卒中,可使患者意识丧失、跌倒造成头部外伤。

(6)是否采用了有效的支持疗法,有效的支持疗法有利于脑功能的恢复,以及预防和治疗并发症。

2.身心状况

头部外伤所表现的症状和体征与颅脑损伤的程度有很大关系。轻者如头皮裂伤或颅骨的线性骨折,只要不伤及脑组织,可能除了外表可见的伤口和 X 线照片上可见的骨折线,并不会出现全身性的反应。但如有脑损伤如脑挫伤或脑水肿和颅内血肿导致颅内压增高,则会出现威胁患者生命的征象。

意识是人体生命活动的外在表现,反映大脑皮质功能及脑损伤的程度。评估意识时,应根据病情采用相同种类、相同程度的语言和痛刺激。

传统的分级方法将意识分为五级,即:清醒、模糊、浅昏迷、昏迷和深昏迷。

第四节 颅内肿瘤

颅腔由大脑镰、小脑幕分隔成三个腔,小脑幕以上简称为幕上部分,发生在该部位的肿瘤称为幕上肿瘤。幕上肿瘤的发病率约为幕下肿瘤的两倍,多见于成年人,好发于额叶和颞叶,肿瘤病理以脑膜瘤、神经上皮性肿瘤、颅咽管瘤、垂体瘤等多见。

一、脑膜瘤

【概述】

脑膜瘤是起源于脑膜及脑膜间隙的衍生物,属良性肿瘤。脑膜瘤占原发脑肿瘤的 19.2 %,

仅次于胶质瘤其中女性多于男性,比例为 2∶1,儿童少见。近年随着 CT、MRI 等神经影像学技术的发展,脑膜瘤的发病率明显增高,尤其多见于老年人。脑膜瘤的发生可能与一定的内环境改变和基因变异有关,可能与颅脑外伤、放射性照射、病毒感染及合并双侧听神经瘤等因素有关,并非单因素造成。脑膜瘤多分布于:①矢状窦旁;②鞍结节;③筛板;④海绵窦;⑤脑桥小脑角;⑥小脑幕等。有 50 % 的颅内脑膜瘤位于矢状窦旁,并且大部分位于矢状窦的前 2/3。

【护理评估】

1.健康史

评估患者既往身体状况,有无手术史,外伤史,住院史,高血压、糖尿病等慢性病病史;肝炎、结核等遗传病病史;疫区、疫地接触史;现在身体状况,精神、意识状况,自理能力、营养状态、疾病知识知晓度。

2.临床表现

(1)肿瘤生长缓慢,病程长。据文献报告,脑膜瘤出现早期症状平均为 2.5 年,少数患者可长达 6 年之久。

(2)局灶性症状:因肿瘤呈膨胀性生长,患者往往以头痛、癫痫为首发症状。根据肿瘤部位的不同,还可以出现视力、视野、嗅觉和听觉及肢体运动障碍。而老年人尤以癫痫作为首发症状多见。

(3)颅内压增高症状:此症状多不明显,尤其是高龄老人。

(4)颅骨的改变:临近颅骨的脑膜瘤常可造成骨质变化,表现为骨板受压变薄或骨板被破坏,甚至穿破骨板侵蚀至帽状腱膜下。

3.辅助检查评估

(1)头颅平片:表现为局限性骨质改变,颅板的血管压迹增多。

(2)CT:呈现孤立的等密度或高密度占位病变,边缘清晰,颅内可见钙化。

(3)MRI:呈稍长或等 T_1 信号,增强明显强化。

(4)脑血管造影:可显示肿瘤染色。

4.心理-社会因素

评估患者的文化程度、民族、宗教信仰、对疾病的认识和理解程度,心理状态及社会家庭支持系统的状态、经济状况、应对能力、人格类型、与周围环境及人际关系是否融洽、对手术后出现并发症的知晓程度、围手术期检查、化验,评估患者配合程度、对医师护士的信任程度、对疾病的康复是否有信心,是否有焦虑、恐惧、紧张等不良情绪。

【护理问题】

(1)有外伤的危险。

(2)潜在并发症:脑疝、癫痫。

(3)语言沟通障碍。

(4)感知改变。

(5)进食、如厕、沐浴、卫生、自理能力缺陷。

(6)知识缺乏(特定的)。

【护理目标】

严密观察病情变化,及早发现异常情况。加强安全保护意识确保患者住院期间的安全,减少意外的发生,加强心理护理,缓解患者焦虑紧张状态,做好沟通与宣教工作,取得患者和家属的配合,合理用药,确保治疗效果。加强基础护理,减少术后并发症的发生,满足患者基本生活需要。

【护理措施】

1.一般护理

(1)观察患者颅内压增高症状:头痛的性质、部位、持续时间,呕吐的性质、量。

(2)观察患者神志、瞳孔、生命体征变化,早期发现颅内血肿。

(3)遵医嘱按时给予脱水药。

(4)肿瘤位于矢状窦旁、中部、额顶部者,应注意患者肢体活动情况。

(5)有癫痫病史者应注意观察癫痫发作的先兆症状、持续时间、性质、次数,按时服抗癫痫药,并设专人陪住。

(6)大脑凸面脑膜瘤受压明显时可有精神症状,在护理时应注意保护患者,加强巡视,给予专人陪伴。

(7)位于左侧半球的凸面脑膜瘤患者应观察各种失语的发生及其种类、程度。采取有效沟通方式,加强语言训练。

(8)对于巨大肿瘤患者出现颅内压增高者,注意观察头痛的程度,神志、瞳孔、生命体征的变化,防止脑疝的发生。

2.心理护理

(1)评估患者的心理状态及心理需求,消除患者紧张情绪。耐心听取患者的需要和要求,放松心情,鼓励患者表达自己的需求。

(2)在患者面前树立医师的威信,增加患者的安全感。鼓励患者正视现实,稳定情绪,配合医疗护理工作。

(3)教会患者各种放松疗法,如听音乐、睡前泡脚。

(4)医护人员在护理操作时应沉着、冷静,给患者带来信任感。

(5)术后及时告知患者手术效果,取消顾虑。

(6)帮助患者缓解疼痛,如分散注意力、减少噪声、减少强光刺激。

(7)经常更换体位,放松肌肉,消除紧张情绪。

3.治疗配合

(1)告知患者治疗以手术为主,全切可治愈此病。

(2)告知患者围手术期检查、化验目的及意义,取得家属及患者的配合。

4.用药护理

(1)术前:了解患者所用药物治疗目的、方法、剂量。

(2)术后:了解术中情况、术后治疗用药,掌握药物的药理作用,观察药物作用、疗效及不良反应。

(3)遵医嘱及时准确用药。

（4）认真倾听患者主诉，及时配合医师调整用药。

5.健康教育

（1）入院宣教：介绍病房主任、护士长、主管医师、护士姓名、病房环境、相关疾病知识、检查、治疗的目的、意义、方法及配合注意事项。住院须知，探视制度，陪住制度，安全介绍。

（2）术前宣教：术前需要的准备用物、禁食水时间、交叉配血、药物过敏试验、术野准备，锻炼床上使用便器，保护性约束的意义，监护时间，饮食种类及注意事项。

（3）术后宣教：伤口护理、用药知识宣教，康复锻炼、饮食护理、禁食的目的，各种管路的护理，减少家属探视防止交叉感染。讲解病理性质，消除紧张情绪。

（4）出院宣教：①门诊复查时间为出院后 3～6 个月，复查时所需物品。②按时服药，抗癫痫药物遵医嘱服药，不可自行停药及减量。③适当休息，注意劳逸结合，保持情绪稳定。④饮食高营养、易消化。⑤伤口愈合 1 个月可以洗头，注意伤口有红、肿、热、痛时应及时就诊。⑥加强肢体协调锻炼。⑦提高自身免疫力，防治感冒。⑧发现高热等异常情况及时就诊。

二、神经上皮性肿瘤

神经上皮性肿瘤的分类包括星形细胞瘤、胶质母细胞瘤、胶质细胞瘤、髓母细胞瘤、室管膜瘤、脉络丛乳头状瘤、松果体细胞瘤、中枢神经细胞瘤等，其中以星形细胞瘤、少枝胶质细胞瘤等多见。神经上皮性肿瘤的恶性程度可进一步分为Ⅰ～Ⅳ级，确诊需依靠病理检查结果。

（一）星形细胞瘤

【概述】

星形细胞瘤是常见的神经上皮性肿瘤，据文献报告占颅内肿瘤的 13 ％～26 ％，占胶质瘤的 21.2 ％～51.6 ％，其中男性多于女性，男：女约为 2：1，多见于青壮年。肿瘤可发生在中枢神经系统的任何部位，一般成人多见于大脑。儿童多见于幕下。星形细胞瘤相对生长缓慢，病程较长，自出现症状至就诊平均为两年，有时可达十年，临床症状包括一般症状和局部症状，前者主要取决于颅内压增高，后者则取决于病变部位和肿瘤的病理类型及生物学特征。

【护理评估】

1.健康史

评估患者既往健康史、现病史、自理能力、精神状况、各项检查及化验情况。

2.临床表现

（1）一般症状：肿瘤不断生长，占据颅内空间，逐渐阻塞脑脊液循环通路，造成脑积水、脑水肿、脑脊液回流吸收障碍等，可致颅内压增高。大脑半球的星形细胞瘤发病缓慢，病程较长，多数首发症状为肿瘤直接破坏所造成的定位体征和症状，随后出现颅内压增高的症状，如头痛、呕吐、视盘水肿、视力视野改变、癫痫、复视、头颅扩大和生命体征的变化等。

（2）局部症状：①脑瘤位于大脑半球者约有 60 ％发生癫痫。约有 1/3 的患者以癫痫为首发症状或主要症状，包括全身性及局限性发作，在若干年后出现颅内压增高及局灶症状。②肿瘤广泛侵犯额叶，尤其在侵犯胼胝体至对侧半球的肿瘤，患者可有明显的精神障碍，包括反应迟钝、生活懒散、近记忆力减退、判断能力差、定向力及计算力下降等。③肿瘤位于颞枕叶，可累及视觉传导通路或视觉中枢，患者可出现幻视、视野缺损等临床症状。④肿瘤位于额叶中央前回附近的患者，常出现不同程度的对侧偏瘫。⑤肿瘤位于顶叶下部角回和缘上回的患者，可有失算、失读、失用及命名障碍。⑥肿瘤累及优势半球的运动或感觉性语言中枢的,可相应出现运动或感觉性失语。

3.辅助检查

(1)CT:呈低密度影,多数病灶周围无血肿带。

(2)MRI:表现 T_1 加权呈低信号, T_2 加权呈高信号,且范围超过肿瘤边界。

4.心理-社会因素

评估患者的文化程度,对疾病的认识和理解程度,心理状态及社会家庭支持系统的状态,家庭经济状态,精神状况,应对能力,人格类型,对术后出现并发症的知晓程度,对疾病预后是否了解,有无焦虑、恐惧、紧张等不良心理状态。

【护理问题】

(1)潜在并发症:脑疝、癫痫。

(2)有受伤的危险。

(3)感知改变(特定的)。

(4)语言沟通障碍。

(5)有皮肤完整性受损的危险。

(6)知识缺乏(特定的)。

【护理目标】

护士通过观察病情,能及早发现异常情况。住院期间保证患者的安全。加强基础护理减少术后并发症的发生,做好沟通与宣教工作,取得患者和家属的配合,缓解患者的焦虑紧张状态。

【护理措施】

1.一般护理

(1)注意观察患者颅内压增高症状,如头痛的性质和部位、持续时间,呕吐的性质、量。

(2)患者出现精神障碍时,要有专人看护,遵医嘱给予镇静剂,防止意外事件发生。坚持服药到口。

(3)观察癫痫发作的先兆及发作类型,及时采取措施,控制癫痫发作,防止患者受到意外伤害。

(4)遵医嘱按时服用抗癫痫药以保证有效血药浓度。

(5)患者有视力障碍时加强防护,确保患者安全。

(6)对出现失语的患者采取有效沟通方式及语言锻炼。

2.心理护理

术前了解患者的心理状态及心理需求,耐心听取患者的需要和要求,鼓励患者表达自己的需求,消除患者紧张情绪。在患者面前树立医师的威信,增加患者的安全感。鼓励患者正视现实,稳定情绪,顺应医护计划。术后及时告知患者手术效果,消除顾虑。对于预后不良的患者不宜直接告知真实情况,以免给患者心理带来巨大的压力。

3.治疗配合

(1)告知患者,治疗以手术切除肿瘤为主。

(2)术前护士应协助患者完成术前检查及准备,讲解手术前后注意事项,告知各项检查及化验的目的、意义,术前一日剃头,配血,做药物过敏试验,术前 8 小时禁食水。

(3)全麻术后应注意电解质变化,遵医嘱及时留取化验,有异常及时通知医师。

(4)术后给予放射治疗、化学药物治疗等综合治疗,可延长生存时间。放化疗期间应注意观察病情变化,有否恶心、呕吐等药物反应,及时通知医师,注射化疗药物时应避免药物外渗,以免引起局部组织坏死。

4.用药护理

(1)术前:了解患者所用药物治疗的目的、方法、剂量。如抗癫痫药物常用卡马西平(100 mg,口服,每日 3 次)、德巴金(500 mg,口服,每日 2 次),应指导患者按时按量服药,以达到有效血药浓度。

(2)术后:了解术中情况,术后治疗用药,掌握药物的药理作用,观察药物作用、疗效及相关药物的不良反应,如皮疹、肝功能损害、血细胞下降等。长期用药时定期复查相关指标。

(3)遵医嘱及时准确用药。术后及时准确应用脱水药、抗生素以达到脱水、减轻脑水肿及预防感染的作用。及时应用抗癫痫药物,术前无癫痫者术后视情况口服抗癫痫药物 3～6 个月,术后出现癫痫者服药 6～12 个月,如手术前后均有发作,则服药 1～2 年。

(4)认真倾听患者主诉、及时配合医师调整用药。

5.健康教育

(1)入院宣教:介绍主管医师、护士、病房环境、疾病知识、各项检查、治疗的目的、方法及配合注意事项。嘱癫痫患者不能独自外出、单独洗浴,以防意外事故。

(2)术前宣教:介绍手术方法及术前准备的目的、意义,如交叉配血、药物过敏试验、术野准备、术前 8 小时禁食水。

(3)术后宣教:伤口护理、用药知识宣教、康复锻炼、饮食指导。

(4)出院宣教:肿瘤一般不能全切,术后 3～6 个月门诊复查,以后应定期复查,以便及时发现肿瘤复发。按时服药,抗癫痫药物遵医嘱服药,不可自行停药。适当休息,注意劳逸结合,保持情绪稳定。饮食高营养易消化。伤口愈合 1 个月后可以洗头,注意伤口有红、肿、热、痛时应及时就诊。加强语言功能锻炼、肢体协调锻炼。术后 1 个月进行放疗或化疗。

(二)胶质母细胞瘤

【概述】

胶质母细胞瘤是高度恶性胶质瘤,约占胶质瘤的 22.3 %,占颅内肿瘤的 10.2 %,仅次于星形细胞瘤居第二位,主要发生在成年人,尤以 30～50 岁多见,男性明显多于女性。肿瘤常位于皮质下,呈浸润性生长,常同时侵犯数个脑叶,且可累及脑深部结构。肿瘤可以发生在脑的任何部位,成人以额叶最多见,其次为颞叶、顶叶,少数见于枕叶、丘脑和基底节。

【护理评估】

1.健康史

评估患者的既往身体状况,现在身体状况,自理能力,精神状况,各项检查、化验情况。

2.临床表现

肿瘤高度恶性,生长快、病程短,自出现症状到就诊多数在 3 个月以内。主要有以下表现。

(1)由于肿瘤迅速生长,脑水肿广泛,颅内压增高症状明显,几乎全部患者均有头痛、呕吐、视盘水肿等。

(2)癫痫:约有 33 ％的患者可以出现。

(3)精神症状:约有 20 ％的患者可表现为淡漠、痴呆、智力减退等。

肿瘤侵犯性破坏脑组织造成一系列的局灶症状,如偏瘫、偏盲、偏身感觉障碍、失语等。

3.辅助检查

(1)CT:肿瘤呈边界不清的混合密度病灶,其中多有瘤内出血所致高密度表现,但钙化者甚少。

(2)MRI:T_1 加权图像上呈低信号,与邻近脑组织不容易区分,占位效应十分明显。

4.心理-社会因素

评估患者的文化程度、对疾病性质的认识和理解程度、心理状态及社会家庭支持系统的状态、家庭经济状态、精神状况、应对能力、人格类型、对预后不良的知晓程度,有无焦虑、恐惧、紧张情绪。

【护理问题】

(1)潜在并发症:脑疝。

(2)有受伤的危险。

(3)感知改变(特定的)。

(4)语言沟通障碍。

(5)有皮肤完整性受损的危险。

(6)焦虑。

(7)如厕卫生自理能力缺陷。

(8)知识缺乏(特定的)。

【护理目标】

(1)通过护士严密观察病情,及早发现异常情况。

(2)住院期间保证患者的安全。

(3)做好基础护理,满足患者的基本生活需要,减少术后并发症的发生。

(4)加强心理护理,缓解患者的焦虑紧张状态,做好沟通与宣教工作,取得患者和家属的配合。

(5)严格遵医嘱给药,保证治疗效果。

【护理措施】

1.一般护理

(1)主要注意观察神志、瞳孔、生命体征的改变。

(2)观察头痛的性质、程度及持续时间。遵医嘱及时给予脱水药物,以防脑疝发生。

(3)有癫痫者注意观察患者癫痫发作的先兆,并按时服用抗癫痫药物。

(4)有精神症状者加强安全防护,有专人陪伴。

(5)有偏瘫者注意患者皮肤护理,按时翻身,活动肢体,预防下肢深静脉血栓及肺栓塞的发生。

(6)有语言功能障碍者术后进行语言训练。

（7）加强与患者的交流，减轻患者焦虑，做好术前、术后的心理护理，帮助患者树立信心。

（8）加强营养，增强体质，为患者术后放射及化学药物治疗做好准备。

（9）患者接受化学治疗时注意观察用药后的副作用，加强保护性隔离。

2.心理护理

针对胶质母细胞瘤恶性程度高、病程短、发展快、预后差等特点及时了解患者的心理状态及心理需求，消除患者的紧张情绪。在患者面前树立医师的威信，增加患者的安全感。鼓励患者正视现实，稳定情绪，顺应医护计划。对于不良预后不直接将真实情况告知患者本人，以免给患者心理带来巨大的创伤。做好家属的工作，使之与医护人员更好地配合，给予患者心理支持。

3.治疗配合

（1）胶质母细胞瘤恶性程度高，术后生存期一般为 6 个月至 1 年，只有在完全切除肿瘤可行的情况下或家属要求下才考虑手术治疗。护士应协助患者完成术前检查，术前一日剃头，配血，做药物过敏试验，术前 8 小时禁食水。

（2）全麻术后及时观察有否出血和脑水肿。遵医嘱观察电解质变化，有异常及时通知医师。

（3）术后应尽早给予化疗药物治疗（一般常用丙卡巴肼、卡莫司汀和顺铂）、放射治疗（常用剂量为 50～60 gy）等综合治疗，可延长生存时间。化疗期间应注意观察病情变化及药物反应，注射化疗药物时应避免药物外渗，以免引起局部组织坏死。

4.用药护理

（1）术前：了解患者所用药物治疗的目的、方法、剂量。如抗癫痫药物常用卡马西平（100 mg，口服，每日 3 次）、德巴金（500 mg，口服，每日 2 次），应指导患者按时按量服药，以达到有效血药浓度。

（2）术后：了解术中情况，术后治疗用药，掌握化疗药物及抗癫痫药物的药理作用，观察疗效及相关药物的不良反应，如皮疹、肝功能损害、血细胞下降等。告知患者遵医嘱定期复查相关指标。

（3）遵医嘱及时准确用药，如脱水药、抗生素，预防术后感染。

（4）认真倾听患者主诉、及时配合医师调整用药。

（5）使用化疗药物时注意避免药物外渗，防止局部组织坏死。

5.健康教育

（1）护理人员要做好术前检查及治疗护理的健康宣教，告知患者检查和治疗的目的、方法及配合的注意事项。告知患者术后与医护配合的注意事项。

（2）指导患者家属术后按时探视，防止术后交叉感染，告知患者饮食方面的注意事项。根据患者术后恢复情况，逐渐进行功能锻炼，术后多鼓励患者，促进患者身心的早日康复。

（3）出院指导：术后及时进行放疗或化疗，按时服药，抗癫痫药物遵医嘱服药，不可自行停药，适当休息，注意劳逸结合，保持情绪稳定，饮食高营养易消化，伤口愈合 1 个月可以洗头，注意伤口有红、肿、热、痛时应及时就诊，加强语言功能锻炼、肢体协调锻炼。术后 3～6 个月门诊复查。

【最新进展及护理】

放疗联合替莫唑胺能明显延长胶质母细胞瘤患者的生存期。

(三)少枝胶质细胞瘤

【概述】

少枝胶质细胞瘤是发生于神经外胚层的肿瘤。肿瘤起源于神经胶质细胞。少枝胶质细胞肿瘤占颅内肿瘤的 1.3 %～3.8 %,男性多于女性,男女之比为 2∶1,常见于中年人,发病率高峰为 30～40 岁。肿瘤绝大多数位于幕上,额叶最多见,其次为顶叶和颞叶。

【护理评估】

1.健康史

评估患者的既往身体状况,现在身体状况,自理能力,精神状况,各项检查、化验情况。

2.临床表现

少枝胶质细胞瘤大部分生长缓慢,病程较长,自出现症状到就诊时间平均为 2～3 年。病程为 2.4～4.1 年。癫痫为本病最常见的症状,占 52 %～79 %,常为首发症状。精神症状常见于额叶少枝胶质细胞瘤患者,尤其是广泛浸润,沿胼胝体向对侧额叶扩展者,以情感和痴呆等为主。50 %患者均出现颅内压增高症状,头痛、呕吐和视盘水肿,但出现较晚。肿瘤位于额后部侵犯运动、感觉区可相应的产生偏瘫、偏身感觉障碍及运动性感觉性失语等。肿瘤位于颞叶者可出现幻听、幻视症状。

3.辅助检查

(1)头颅 X 线平片:可见肿瘤钙化斑,多数呈条带状或点片状,占 34 %～70 %,为神经上皮性肿瘤中钙化率最高者。

(2)CT:平扫多呈低密度山形影像。2/3 以上可见钙化,肿瘤周围水肿一般不广泛,注射造影剂增强扫描多有不规则的增强影像。

(3)MRI:扫描肿瘤 T_1 加权像呈低信号,T_2 加权像呈高信号,周围水肿易与肿瘤区分。

4.心理-社会因素

评估患者的精神状况,对疾病的认识和理解,应对能力,自理能力人格类型,周围环境及人际关系,家庭经济状况,对术后出现并发症的知晓程度,有否焦虑,紧张情绪。

【护理问题】

(1)有受伤的危险。

(2)感知改变(特定的)。

(3)潜在并发症:脑疝。

(4)语言沟通障碍。

(5)有皮肤完整性受损的危险。

【护理目标】

(1)通过护士严密观察病情,及早发现异常情况。

(2)住院期间保证患者的安全。

(3)护士做好基础护理,减少术后并发症的发生,缓解患者的焦虑紧张状态,做好沟通与宣教工作,取得患者和家属的配合。

【护理措施】

1.一般护理

(1)有精神症状者加强安全防护,设专人陪护。

(2)出现偏瘫的患者注意皮肤护理和肢体活动。

(3)有语言障碍患者加强有效沟通和语言训练。

(4)有癫痫病史者,密切观察癫痫发作先兆,同时按时服用抗癫痫药。

(5)有幻听、幻视患者有专人看护,避免发生意外。

(6)观察颅内压增高的症状,如神志、瞳孔、生命体征的变化及头痛的程度。

2.心理护理

术前了解患者的心理状态及心理需求,鼓励患者表达自己的需求,放松心情,消除患者紧张情绪。建立良好的护患关系,增加患者的安全感。鼓励患者正视现实,稳定情绪,医护人员治疗护理操作时沉着冷静,给患者带来信任感。术后及时告知患者手术效果,打消顾虑。

3.治疗配合

(1)治疗以手术为主。护士应协助患者完成术前检查及各项相关化验,术前一日剃头,配血,做药物过敏试验,术前8小时禁食水。

(2)全麻术后应注意电解质变化,遵医嘱及时留取各项化验,有异常及时通知医师。

(3)术后应给予放射治疗、化学药物治疗等综合治疗,可延长生存时间。放化疗期间应注意观察病情变化及药物反应,注射化疗药物时应避免药物外渗,以免引起局部组织坏死。

4.用药护理

(1)术前:了解患者所用药物治疗目的、方法、剂量。如抗癫痫药物常用卡马西平(100 mg,口服,每日3次)、德巴金(500 mg,口服,每日2次),应指导患者按时按量服药,以达到有效血药浓度。精神异常需药物治疗者,服药到口,24小时专人陪伴。

(2)术后:了解术中情况,术后治疗用药,掌握药物的药理作用、观察药物作用,疗效及相关药物的不良反应,如皮疹、肝功能损害、血细胞下降等。长期用药时定期复查相关指标,血常规、肝功能等。

(3)遵医嘱及时准确用药,如脱水药、抗生素,预防术后并发症。按时服用抗癫痫药、术前无癫痫者术后视情况口服抗癫痫药物3～6个月,术后出现癫痫者服药6～12个月,如手术前后均有发作,则服药1～2年。

(4)认真倾听患者主诉,及时配合医师调整用药。

(5)使用化疗药物时注意避免药物外渗,防止局部组织坏死。

5.健康教育

(1)护理人员要做好术前检查及治疗护理的健康宣教,告知患者检查和治疗的目的、方法及配合的注意事项。告知患者术后与医护配合的注意事项。

(2)指导患者家属术后按时探视,防止术后交叉感染,以及患者饮食方面的注意事项。根据患者术后恢复情况,逐渐进行功能锻炼,术后多鼓励患者,促进患者身心的早日康复。

(3)出院指导:因肿瘤不能全切应定期复查,告知患者及家属术后3～6个月门诊复查MRI、CT。按时服药,抗癫痫药物应遵医嘱服药,不可自行停药、减药。适当休息,注意劳逸结合,保持情绪稳定。饮食注意高营养易消化。伤口愈合 1 个月后可以洗头,注意伤口有红、肿、热、痛时应及时就诊。加强语言功能锻炼、肢体协调锻炼。遵医嘱进行放疗或化疗。

三、鞍区肿瘤

(一)垂体腺瘤患者的护理

【概述】

垂体腺瘤是指蝶鞍内脑垂体细胞的良性肿瘤。发病率为 1/10 万,占颅内肿瘤的 10 %~12 %,仅次于脑膜瘤和胶质瘤。男女比例无明显差异,好发年龄多为青壮年。垂体位于蝶鞍内,呈卵圆形,1.2 cm×1.0 cm×0.5 cm 大小,约重 750 mg。垂体通过垂体柄和与第三脑室底和侧壁的下丘脑联系密切,垂体具有复杂而重要的内分泌功能,分为神经垂体和腺垂体。垂体腺瘤对于患者生长发育、劳动能力、生育功能及社会心理影响较大。

【护理评估】

1.评估患者一般情况

自理能力、营养状况、个人史等。

2.临床表现评估

(1)功能性垂体腺瘤的临床表现

PRL 型:表现为闭经、溢乳、不育,为肿瘤表现。

GH 型:表现为巨人症、面容改变、肢端肥大症。

ACTH 型:表现为高血压、向心性肥胖、满月脸。

TST 型:表现为饥饿、多食、多汗、畏寒、情绪易激动。

促性腺细胞瘤表现为性欲下降。

(2)头痛。

(3)视力、视野障碍。

(4)其他神经和脑损害的表现。

脑瘤压迫垂体柄和下丘脑可出现尿崩症和下丘脑功能障碍;累及第三脑室,可出现颅压增高症状。还可出现精神症状、癫痫及嗅觉障碍,脑脊液漏、鼻出血等;患者突发剧烈头痛,并伴有其他神经系统症状提示垂体卒中;如双颞侧偏盲为肿瘤压迫视交叉所致,晚期肿瘤可使视神经萎缩,造成严重的视力障碍。

3.辅助检查评估

影像学检查,以明确肿瘤的部位、性质、大小。

垂体微腺瘤的 CT 表现的直接征象多数为鞍内低密度区直径>3 mm,少数呈高密度,表现为等密度的微腺瘤,需结合间接占位征象进行诊断。

垂体大腺瘤多为高密度影,占据整个鞍内。向鞍上发展的肿瘤边界清楚而规则,少数呈分叶状,有的肿瘤内有低密度区,为肿瘤内软化灶、坏死和囊性变。少数垂体卒中,瘤内可见出血灶。

磁共振能区别微小的组织差异,对垂体及肿瘤成像好,而对蝶鞍致密骨质不敏感。内分泌检查应用内分泌放射免疫检查测定垂体和下丘脑多种内分泌激素,以确定肿瘤的性质,判断疗效及预后。检查的项目有以下 7 项。

（1）泌乳素。

（2）生长激素。

（3）促肾上腺皮质激素。

（4）甲状腺刺激素。

（5）促性腺激素。

（6）黑色素刺激素。

（7）靶腺细胞分泌功能。

4.心理状态评估

评估患者的文化程度、对所患疾病的认识、心理状态及社会、家庭、经济状况等。心理评估要与患者疾病的特点相联系。垂体腺瘤主要从下列几个方面危害人体，垂体腺瘤引起垂体激素过量分泌，导致一系列代谢紊乱和脏器损害；肿瘤压迫使某些垂体激素分泌减少，会引起相应淋巴结的功能低下；肿瘤压迫鞍区结构如视交叉、视神经、海绵窦颅底动脉、下丘脑、三脑室，甚至累及额叶、颞叶、脑干等，会导致相应功能的严重障碍。心理评估要与患者本人的文化背景、家庭和社会环境相联系，社会支持系统对患者的生理、心理，以及疾病的康复有重要影响。

【护理问题】

（1）潜在并发症：尿崩症、感染、电解质紊乱。

（2）有外伤的危险。

（3）口腔黏膜改变。

（4）自我形象紊乱。

（5）知识缺乏（特定的）。

【护理目标】

护士密切观察，及早发现病情变化，通知医师处理。预防术后并发症的发生，及时观察尿量、尿色、电解质变化，纠正低血钠、高血钠症、高血糖，缓解患者的焦虑状态，保证患者在住院期间的安全。

【护理措施】

1.一般护理

要了解手术入路，其目的是做好术前准备及术后护理。

（1）护士为患者做好术前准备，经口鼻蝶入路的手术，要了解鼻腔情况，鼻腔有无感染、蝶窦炎、鼻中隔手术史等。

（2）术前3日应用抗生素液（0.25％氯霉素）滴鼻，清洁口腔，用多贝尔液漱口，术前1日剪鼻毛。

（3）术前护士要指导患者练习张口呼吸。

（4）要保证有视力障碍患者的安全，尤其是外出时要有专人陪伴，防止发生意外。

（5）如患者出现多饮、多尿，要准确记录出入量，早期发现尿崩症及电解质紊乱。

（6）术后患者按全麻患者护理常规护理。密切观察意识、瞳孔生命体征变化，保持呼吸道通畅。

（7）观察鼻腔渗血情况，发现渗血情况异常及时汇报给医师，及时采取措施。

（8）尿崩症：主要是下丘脑功能障碍，肿瘤压迫垂体柄和下丘脑所致。准确记录出入量，如患者连续 2 小时尿量＞300 mL/h（儿童＞150 mL/h），及时报告医师。注意观察患者意识、皮肤弹性、生命体征的变化。低钠血症应多进食含钠高的食物，如咸菜、盐水；高钠血症的患者应多饮白开水，以利于钠离子排出。严格按照医嘱补充液体，禁止摄入含糖液体，防止渗透性利尿，加重尿崩症状。

（9）中枢性高热：下丘脑损伤时，可引起中枢性体调节异常，患者表现为高热，体温可超过 40℃，高热可增加患者脑耗氧代谢，加重脑水肿，护士应及时采取物理或药物降温，如酒精擦浴、降温毯降温疗法等。严密进行体温监测，一般 6 小时测一次体温，必要时可持续监测体温并认真记录。

（10）脑脊液漏：经蝶手术或肿瘤侵犯硬脑膜易发生脑脊液漏。密切观察脑脊液鼻漏量、性质、颜色，及时报告医师处理；定期做脑脊液培养；监测体温，并及时记录；及时擦洗鼻腔血迹、污垢，防止液体逆流。枕下铺无菌小巾，定时更换；注意保暖、预防感冒，避免咳嗽、喷嚏等高压气流的冲击，以免加重漏口损伤；避免用力排便，以免颅内压升高，加重漏口损伤。不经鼻腔吸痰及插胃管，以免导致逆行感染；每日按时做口腔护理，防止经口腔逆行感染；如病情允许，可抬高床头 30°～60°，使脑组织移向颅底而封闭漏口；遵医嘱按时给予抗生素。

（11）保持病室空气新鲜，每日定时通风。

（12）限制探视人员，减少外源性感染因素。

2.心理护理

多与患者沟通，了解患者心理需求，解答患者所提的问题，消除患者对手术的恐惧心理，提供给患者本病治愈病例的相关信息，以激发患者治愈疾病的信心。

3.治疗及护理配合

（1）术前：了解术前患者的血生化情况、视力视野状况，向患者告知降压药、降糖药、激素药物治疗的目的、方法、剂量及副作用。

（2）术后：了解手术中情况、术后的治疗措施，掌握胰岛素、激素药物的药理作用，用药后的副作用，并告知患者低血糖的症状，有异常情况及时通知医护人员。遵医嘱按时给药，并观察疗效。

（3）高血钠者，遵医嘱给口服或鼻饲白开水。注意防止血钠忽高忽低的状况发生，每日监测两次血生化指标。低血钠者，遵医嘱口服补钠或静脉补 10 ％氯化钠，若疗效不佳，可静脉输氢化可的松，避免血钠过低，加重脑水肿，诱发患者出现癫痫，导致颅内出血。

（4）高血糖：遵医嘱给予胰岛素皮下注射或静脉注射，检测餐前及餐后 2 小时血糖的变化，及时通知医师调节用药。给予患者糖尿病饮食。

4.健康教育

（1）入院健康教育：责任护士首先自我介绍，介绍病房环境、作息时间、同室病友，使患者不感到陌生，减轻心理压力。护士要主动与患者沟通，了解患者对所患疾病的认识，给其讲解垂体瘤的一般知识，如垂体瘤是良性肿瘤，位于蝶鞍区，同时给患者讲解患同种疾病的病友治愈的例子，以激发其配合治疗、护理及战胜疾病的信心。

（2）术前健康教育：护士向患者讲解术前准备事项，告知患者如何配合及其目的、意义；要特别注意患者预防感冒,注意口腔及鼻腔黏膜卫生。术前一日晚饭后嘱患者禁食、禁水以防手术麻醉后呕吐引起误吸。术前对患者进行心理疏导,以减轻患者术前的恐惧、紧张的心理。

(3)术后健康教育:护士要指导患者配合治疗、护理,应与家属沟通,为预防感染,限制探视患者的家属人数、遵守探视时间;护士指导患者进行功能锻炼,以促进康复。

5.出院指导

嘱患者按时进行康复锻炼,以尽快恢复功能,提高生活质量。嘱患者按时服药,尤其是激素类药物严格遵照医嘱服药,不得擅自停药、减药,遵照医嘱调节药物剂量;嘱患者按时来院复查内分泌、血生化及 CT、MRI,指导患者合理饮食。

(二)鞍结节脑膜瘤

【概述】

鞍上脑膜瘤包括起源于鞍结节,前床突,鞍隔和蝶骨平台的脑膜瘤,因上述解剖结构范围不超过 3 cm,临床对上述区域脑膜瘤习惯统冠以鞍结节脑膜瘤的称号,发病率占颅内肿瘤的 4 ％～10 ％。

【护理评估】

1.健康史

评估患者既往病史、现病史、个人自理能力、血生化、血常规、凝血象、肝功能、乙肝六项检查、心电图、视力、视野、胸片的检查情况。

2.临床表现评估

(1)80 ％以上的患者以视力障碍为首发症状,可为单侧或双侧。视野障碍可以表现以双颞侧偏盲或单眼失明,另一眼颞侧偏盲多见,也可见单眼视力视野基本正常,另一眼颞侧偏盲。眼底视盘原发萎缩多见,还可以表现为双眼视盘萎缩。

(2)50 ％以上的患者有头痛病史,头痛部位多在额部,也可表现眼眶及双颞部。

(3)少数病例出现精神障碍,可能与肿瘤压迫额叶底部有关。

(4)有的患者有类似垂体腺瘤的内分泌功能障碍。

(5)个别患者以嗅觉丧失、癫痫、动眼神经麻痹为主诉就诊。

在神经系统检查时还可出现锥体束征和福—肯(Foster-Kennedy)综合征。

3.辅助检查评估

CT 片上可见鞍上等密度或高密度区。MRI 与 CT 一样,唯显示肿瘤与视神经、颈内动脉及颅骨之间的关系更清晰。

4.心理状态评估

评估患者的文化程度、对疾病的认识程度、精神状态、是否担心手术后视力有恶化、肿瘤复发、再次手术或放疗。评估患者的社会支持系统,对以上可能出现的问题的态度及接受能力。

【护理问题】

(1)有外伤的危险。

(2)认知功能障碍。

(3)潜在的并发症:水、电解质紊乱。

(4)生活自理能力缺陷。

【护理目标】

护理人员保证视力、视野有障碍患者住院期间的安全,防止患者受到意外伤害;观察患者水、电解质紊乱程度,使水、电解质紊乱得到及时有效的控制;及时给予患者生活上必要的帮助。

【护理措施】

1.一般护理

(1)完善术前各项化验及视力视野等检查。

(2)术前一日剃头,术前8小时禁食、水。

(3)术后严密观察生命体征变化。

(4)视力视野有障碍者,外出时有专人陪伴。

(5)精神障碍者专人24小时陪伴,防止意外事件发生。

(6)严格记录24小时出入量,遵医嘱监测水、电解质情况,及时发现异常,及时采取措施。

2.心理护理

加强与患者及家属的沟通,及时发现患者心理变化,缓解患者紧张、焦虑的情绪,精神异常者,防止激惹患者,必要时配合药物治疗。

3.治疗及护理配合

(1)术前:告知患者术前的血生化、视力视野检查的必要性及药物治疗的目的、方法。精神异常,需要药物治疗者,服药到口,24小时专人陪伴。

(2)术后:了解手术中情况、术后的治疗措施,掌握抗生素,激素药物及抗癫痫药物的药理作用,用药后的副作用,遵医嘱按时给药,并观察疗效。

(3)术后:高血钠,遵医嘱给患者口服或鼻饲白开水。低血钠遵医嘱给患者口服盐或静脉输入10% NaCl,及时观察血生化变化。

4.健康教育

(1)护理人员要做好术前检查及治疗护理的健康宣教,告知患者检查和治疗的目的、方法及配合的注意事项。告知患者术后与医护配合的注意事项。

(2)指导患者家属术后按时探视,防止术后交叉感染。告知患者饮食方面的注意事项。根据患者术后恢复情况,逐渐进行功能锻炼,术后多鼓励患者,促进患者身心的早日康复。

5.出院指导

指导术后1~3个月每月检查血生化及内分泌,遵医嘱调整药物用量,遵医嘱给患者口服抗癫痫药物,逐渐停药,不得随意停药或漏服药,合理膳食,根据血钠情况调节饮食。3~6个月复查MRI与CT。

(三)颅咽管患者的护理

【概述】

颅咽管瘤是从胚胎期颅咽管的残余组织发生的良性先天性肿瘤,占颅内肿瘤的4%,但在儿童却是最常见的先天性肿瘤。本病的70%是发生在15岁以下的儿童和少年。按照颅咽管瘤与鞍膈的关系可分为鞍内、鞍上和脑室内肿瘤。

【护理评估】

1.健康史

护士要了解患者的既往病史、现病史,评估患者自理能力、个人发育状况、婚姻史、生育史、精神状况。

2.临床表现评估

视肿瘤部位及发展方向、年龄大小而有所不同,鉴于肿瘤发生在鞍部,因而常出现类似垂体腺瘤的局灶症状。

(1)颅内压增高症状:早期很少发生,当肿瘤向鞍上发展累及第三脑室前半部,闭塞室间孔、导致脑积水而引起颅内压增高,约有 80 % 的患者表现有头痛、呕吐、视盘水肿及一侧或双侧外展神经麻痹,晚期可出现嗜睡乃至昏迷。

(2)视力视野障碍:有 70 % ~ 80 % 的患者可以出现,如双颞侧偏盲、部分偏盲或左右不对称的视野缩小。由于颅内压增高而出现视盘水肿,日久因继发性视神经萎缩而导致失明。

(3)垂体功能低下:因生长激素、促性腺激素等分泌不足,患者出现生长发育障碍,骨骼生长迟缓,甚至停止,表现为身材矮小,称为垂体性侏儒。虽已到成年,体形仍如儿童,但貌似成人,患者表现乏力倦怠、少动、食欲减退、基础代谢率低下等,至青春期常有性器官发育障碍,无第二性征,性欲减退。

(4)下丘脑损害的表现:体温偏低、嗜睡、尿崩症及肥胖性生殖无能综合征。尿崩症约有 10 % 为初发症状,表现为多饮多尿。

3.辅助检查评估

(1)CT:可见鞍上散在的结节钙化,肿瘤呈低密度,在肿瘤上多呈弧形。

(2)MRI:T_1 加权像显示低到高信号区,T_2 加权像呈高信号区。

(3)内分泌功能的测定:出现肾上腺皮质功能减退,甲状腺功能低下。

4.心理-社会因素评估

评估患者文化程度,对疾病的认识程度,心理状态及社会家庭支持系统的状况,家庭经济状况,对术后可能出现的尿崩症、电解质紊乱、视力视野障碍无改善等问题的态度及接受能力。

【护理问题】

(1)潜在并发症:尿崩症、电解质紊乱。

(2)活动无耐力。

(3)有外伤的危险。

(4)焦虑。

(5)知识缺乏(特定的)。

【护理目标】

减少术后并发症的发生,及时观察尿量、尿色、水电解质变化,纠正低血钠或高血钠症,缓解患者的焦虑状态,保证患者在住院期间的安全。

【护理措施】

1.一般护理

护理人员了解病情及手术情况。

(1)严格记录每小时尿量、性质、色泽。

(2)密切观察患者意识、生命体征、瞳孔的变化。

(3)遵医嘱及时监测血钾、钠、氯的变化及尿比重变化,及时遵医嘱给予对症处理。

（4）及时准确记录 24 小时出入量。

（5）保证静脉输液通畅。

（6）随时观察患者的皮肤弹性，及早发现脱水指征。

（7）低血钠者鼓励患者多饮水，特别是加盐开水，以补充丢失的水、钠。高血钠者多饮白开水。

（8）不能饮水的患者应给予鼻饲。

（9）禁止摄入含糖高的食物，以免使血糖增高，产生渗透性利尿，使尿量增加。

（10）鼓励患者喝含钾高的饮料如橙汁。

（11）遵医嘱按时按量补充各种电解质。

（12）并发尿崩症者必要时遵医嘱给予去氨加压素口服，并观察用药后的效果。

（13）脑室开放放置瘤腔引流袋，注意观察色、量、通畅，防止扭曲、脱出，每班认真记录交接。

2.心理护理

缓解患者因病程长、发育障碍、视力障碍等原因引发的焦虑状态，加强沟通与交流，尊重患者，及时满足患者的基本生活需求。

3.治疗及护理配合

（1）术前：了解术前患者的血生化情况、视力、视野状况及药物治疗的目的、方法、剂量。

（2）术后：了解手术中情况、术后的治疗措施，掌握胰岛素等术后用药的药理作用，用药后的副作用，密切观察低血糖的症状，告知患者如何识别异常情况，及时通知医护人员。遵医嘱按时给予激素药物，并观察疗效。

（3）颅咽管瘤术后：高血钠可造成患者高渗昏迷，遵医嘱给患者口服或鼻饲开水。注意防止血钠忽高忽低的状况发生，避免血钠过低加重脑水肿，诱发癫痫，导致颅内出血。每日监测血生化两次。

（4）高血糖：遵医嘱给予胰岛素皮下注射、静脉输液或微量泵泵入，监测餐前及餐后 2 小时血糖的变化，及时通知医师调节用药剂量。减少低血糖的危险发生，护理人员要识别输液泵的报警原因及处理方法，防止针头阻塞等情况发生。密切观察有无渗液，防止皮下由于药物渗漏发生坏死，及时更换穿刺部位，防止感染发生。

4.健康教育

护理人员要做好术后检查及治疗护理的健康宣教，告知患者检查和治疗的目的、方法及配合的注意事项，指导患者家属术后按时探视，防止术后交叉感染，以及患者饮食方面的注意事项。根据患者术后恢复情况，进行功能锻炼，术后多鼓励患者，促进患者身心的早日康复。

5.出院指导

指导术后 1～3 个月抽血检查血生化、肝功能。遵医嘱调整降糖药物用量。抗癫痫药物，遵医嘱逐渐停药，不得随意停药或漏服药；采用合理膳食，根据血钠、血糖情况调节饮食。

【最新进展及护理科研】

目前颅咽管瘤手术采取近全切除或分次切除，以减少术后并发症发生并减少患者术后反应、降低手术死亡率。护理则更细化，密切观察并发症、预见性护理，以及出现并发症后，密切配合医师采取合理的治疗措施，促进患者身心及功能康复。

第五节　脑血管疾病

一、颅内动脉瘤

(一)概述

颅内动脉瘤是由于局部血管异常改变产生的脑血管瘤样突起,是一种神经外科常见的脑血管疾病。主要见于成年人(30～60岁),青年人较少。其主要症状多由于动脉瘤破裂出血引起,部分是由于瘤体压迫脑血管痉挛及栓塞造成。动脉瘤破裂出血死亡率很高,初次出血占15％,最多出血可达6次,再次出血的40％～65％死亡,而且再次出血最多出现在7天之内。动脉瘤的发病原因是感染、创伤、肿瘤、颅内合并动静脉畸形、颅底血管网发育异常、出血的诱发因素,如各种运动、情绪激动、排便用力、分娩等。出血与动脉瘤直径大小呈负相关。

(二)临床表现

动脉瘤小而未发生破裂者,可不出现临床症状。

1.颅内出血

多数患者呈单纯性蛛网膜下腔出血,突发头疼、呕吐、意识障碍、癫痫样发作及脑膜刺激征。Willis动脉环后的动脉瘤出血时,枕部病变可出现眩晕、复视、一过性黑矇、共济运动失调及脑干症状。

2.局灶体征

大动脉瘤常产生压迫症状,偏瘫、动眼神经麻痹及梗阻性脑积水。

3.脑缺血及脑动脉痉挛

动脉痉挛是颅内动脉瘤破裂后造成脑缺血的重要原因。此外,瘤血栓脱落或蔓延到载瘤动脉会出现脑梗死和一过性脑缺血。患者可出现不同程度的神经功能障碍,如偏瘫、失语、深浅感觉减退、失明、精神症状等。

(三)诊断

1.腰穿

怀疑蛛网膜下腔出血时,行腰穿检查。

2. X线平片

X线平片对巨型动脉瘤有一定诊断价值。

3. CT

靶环征是巨型动脉瘤的特征表现。

4. MRI

MRI显示动脉瘤的全部及其与周围的关系,神经关系、瘤蒂的部位及大小。

5.脑血管造影

脑血管造影显示动脉瘤的部位、大小、形态、数目或有无血栓、动脉硬化及动脉痉挛的范围、程度、有无颅内血肿。术后脑血管造影显示动脉瘤夹闭及血流情况。

（四）治疗

1. 非手术治疗

（1）降低颅内压：静脉输入 20 ％甘露醇、固利压、地塞米松。

（2）控制血压：目的是预防和减少动脉瘤出血。用尼莫地平持续静脉泵入，如有头晕、意识恶化等缺血症状可适当回升血压。

（3）控制及预防癫痫的发作：口服德巴金 500 mg，2 次/日，或持续静脉泵入德巴金 1 200～2 400 mg/d。

2. 手术治疗

动脉瘤栓塞及动脉瘤夹闭术。

（五）护理要点

（1）患者在出血后或有动脉瘤破裂的危险时绝对卧床休息。

（2）严密观察神志、瞳孔、生命体征的变化，及时发现出血及再出血体征。

（3）密切观察癫痫症状发作的先兆、持续时间、类型，遵医嘱给予抗癫痫药。

（4）避免不良刺激。避免用力咳嗽或情绪过分激动。

（5）给予缓泻剂，防止因大便干燥，增加腹压，导致动脉瘤破裂出血的发生。

（6）给予清淡、易消化的饮食。

（7）患者术后加强肢体活动，穿弹力袜。

（8）遵医嘱给予丹参、脉通输入，防止深静脉血栓、肺栓塞、脑栓塞等并发症的发生。

（六）主要护理诊断/护理问题

（1）有受伤的危险。

（2）自理能力缺陷：沐浴/卫生。

（3）焦虑。

（4）知识缺乏（特定的）。

（5）有出血的危险。

（6）潜在并发症：脑梗死。

（7）潜在并发症：颅内出血（再出血）。

危险因素：①患者活动（剧烈）；②高血压；③情绪波动；④排便用力；⑤癫痫发作；⑥咳嗽剧烈。

预期目标：护士严密观察病情，及时发现出血体征，积极配合医师抢救。

护理评估：①评估动脉瘤破裂出血（再出血）的危险因素；②评估癫痫发作的频率程度；③评估有无便秘；④评估咳嗽程度；⑤评估患者活动范围及活动量；⑥评估患者情绪状态；⑦评估头痛、恶心、呕吐的程度。

护理措施：①严密观察意识、瞳孔、血压的变化；②嘱患者绝对卧床休息；③密切观察癫痫发作情况，及时采取措施控制并预防癫痫的发作；④血压升高时，应遵医嘱给予降压药，并观察用药后的效果；⑤多与患者交流，消除患者焦虑甚至恐惧的不良情绪，保持患者情绪平稳，必要时遵医嘱给予镇静剂；⑥鼓励患者多饮水、多食蔬菜、水果，保持大便通畅，必要时可遵医嘱给予缓泻剂；⑦集中治疗护理的时间，保证患者充足的睡眠；⑧条件允许时安排患者住单人房间，并限制探视,减少各种不良刺激;⑨保持病房的安静,工作人员做到"四轻";⑩预防感冒、咳嗽,严重时可遵医嘱给予止咳药。

(8)护理诊断:有出血的危险。

相关因素:①脑血管造影术后;②动脉穿刺部位按压时间短;③凝血机制差;④过早活动。

预期目标:患者局部伤口不发生出血,患侧下肢活动正常。

护理评估:①评估出血的危险因素;②评估患侧下肢的血液循环。

护理措施:①严密观察股动脉伤口敷料情况;②拔管后按压局部伤口 60 分钟,压力要适度,以不影响下肢血液循环为宜,必要时压沙袋;③遵医嘱观测双侧足背动脉搏动,每 1～2 h 一次,连续四次;④密切观察患侧足背皮肤温度及末梢血运情况;⑤嘱患者穿刺侧肢体伸直,不可弯曲 8 h;⑥导管造影后嘱患者平卧 6 h。

二、颅内血管畸形

颅内血管畸形是指脑血管发育障碍引起的脑局部血管数量和结构异常,并对正常脑血流产生影响,分为动静脉畸形、海绵状血管瘤、毛细血管扩张及静脉畸形。

(一)概述

脑动静脉畸形是胎儿期脑血管形成异常的先天性疾患,家族性动静脉畸形极少见,颅内动静脉畸形与颅内动脉瘤的发病率约为 1:1。脑动静脉畸形是由一团动脉、静脉及动脉化的静脉样血管组成,动脉直接与静脉交通,其间无毛细血管。动静脉畸形的出血与其体积的大小及引流静脉的数目、状态有关。中型、小型(4 cm)的容易出血,引流静脉少、狭窄或缺乏正常静脉引流者容易发生出血。

(二)临床表现

动静脉畸形常无症状,除非突然出现癫痫、出血或顽固性头痛时才被发现。

1.出血

可发生在孕、产期妇女,也可发生在正常活动时,出血常为脑实质、脑室内和蛛网膜下腔出血,出血前常可出现头痛、癫痫和某些局灶体征。

2.癫痫

一般为癫痫大发作和局灶性癫痫。

3.头痛

常为持续性、反复发作性头痛。

4.局灶症状

(1)额叶:常出现癫痫大发作,智力、情感障碍,偏瘫。

(2)颞叶:癫痫、幻视、幻嗅、命名性失语、听觉性失语。

(3)顶叶:局灶性癫痫、感觉障碍、失读、失用、计算力障碍、偏盲、幻视、空间定向障碍。

(4)基底节:震颤、不自主运动、肢体笨拙、运动增多综合征等,出血后也可出现偏瘫等症状。

(5)脑桥及延髓动静脉畸形:颈痛、恶心、呕吐、锥体束征、共济失调,脑神经麻痹。

(6)其他症状:精神症状、眼球突出、血管杂音。

(三)诊断

1.脑血管造影

脑血管造影显示异常血管团、血管浓染、迂曲及缠结、管径大致相似,有动静脉短路,供血的动脉明显增粗及迂曲,引流静脉的增粗、迂曲更显著。

2. MRI

MRI 显示蜂窝状或葡萄状血管流空低信号影。

3. CT

CT 显示多数有脑内及脑室内出血,或蛛网膜下腔出血,无血肿者平扫可以看出团状聚集或弥散分布蜿蜒状及点状密度增高影。

4.经颅多普勒超声

经颅多普勒超声显示供血动脉的血流速度加快。

(四)治疗

(1)手术:供血动脉结扎术;动静脉畸形摘除术。

(2)栓塞术。

(3)立体定位像、放射治疗。

(五)护理要点

(1)严密观察神志、生命体征的变化,及时发现出血体征。

(2)观察头痛的性质、部位,给予对症处理。

(3)患者出血后绝对卧床休息,避免不良刺激。

(4)有癫痫发作的患者,注意观察癫痫发作的先兆、持续时间、类型,发作时应保护患者,防止意外发生,遵医嘱按时服用癫痫药。

(5)术后患者有肢体活动障碍,给予功能锻炼。

(6)患者行动不便时要及时满足其生活需要,并且保护患者,防止意外发生。

(六)主要护理诊断/护理问题

(1)潜在并发症:颅内压增高、脑梗死。

(2)有受伤的危险。

(3)躯体移动障碍。

(4)语言沟通障碍。

三、烟雾病

(一)概述

烟雾病是一原发性颈内动脉末端狭窄、闭塞及脑底出现异常血管扩张网所致的脑出血性或缺血性疾病。因脑底的异常血管网在脑血管造影像上似"烟雾状"故称烟雾病,临床上有时称之为"Moy-Moya"病,是蛛网膜下腔出血的原因之一。发病年龄呈双峰样,第一高峰在10岁以内的儿童,第二高峰在 40~50 岁的成人,男性多于女性,男女之比为 1.6:1。

(二)临床表现

1.脑缺血症状

多发生在儿童,短暂性的脑缺血发作,缺血性脑卒中和脑血管性痴呆。

2.脑出血症状

多见于成人,常为脑内出血、脑室内出血、蛛网膜下腔出血,表现为不同程度的意识改变、头痛、偏瘫感觉障碍。

(三)诊断

(1)脑血管造影:颈内动脉末端狭窄,大脑中动脉、前动脉失去正常形态,脑底部异常扩张的血管网。

(2)CT 检查。

(3)MRI 检查。

(四)治疗

1.非手术治疗

(1)止血剂:氯苯那敏、氨甲苯酸、巴曲酶等。

(2)激素:甲泼尼龙、地塞米松。

(3)血管扩张药:尼莫地平、低分子右旋糖酐。

(4)脱水剂:甘露醇、固利压等。

2.手术治疗。

(五)护理要点

(1)严密观察神志生命体征的变化。

(2)患者出现头晕、突然意识丧失等脑缺血症状时,应及时给予患者吸氧。

(3)注意加强保护,防止发生意外。

(4)脑出血后患者应绝对卧床休息,避免不良刺激,防止再次出血的发生。

(5)加强巡视,及时满足患者的生活需要。

(6)感觉障碍的患者注意防止烫伤和冻伤。

(六)主要护理诊断/护理问题

(1)潜在并发症:颅内压升高。

(2)有受伤的危险。

(3)躯体移动障碍。

(4)知识缺乏(特定的)。

第五章　骨科疾病的护理

第一节　概　述

一、骨科疾病一般护理常规

(1)按外科疾病手术一般护理常规及骨科疾病护理常规护理。

(2)入院后根据不同疾病对患者进行妥善安置,送入病房。①行动不便或卧床的患者,护士根据病情主动协助或正确搬运。②急诊创伤患者更衣过程中护士应认真检查患者全身皮肤,排查伤口。大出血患者立即报告医师并配合处理;骨折患者遵医嘱局部制动。③给予腰椎疾病患者卧硬板床或气垫床,硬度调至最强档。④护士根据病情将肢体安置于功能位或遵医嘱摆放体位:如肩关节位于外展 45°,前屈 30°,外旋 15°;肘关节位于屈曲 90°;腕关节位于背屈 20°～30°;髋关节位于前屈 15°～20°,外展 10°～20°;膝关节位于屈曲 5°～10°或伸直 180°;距小腿关节可屈曲 5°～10°。⑤对入院前已长时间卧床和床上活动受限的患者,入院后给予压疮风险评估,并进行功能锻炼指导,积极预防压疮、坠积性肺炎、泌尿系感染和深静脉栓塞、肌肉萎缩及关节僵直等并发症。

(3)按照护理程序收集患者的健康资料,进行入院评估,制订护理计划并实施。

(4)除急诊手术禁食禁饮外,其他骨科患者给予高钙、高蛋白、丰富维生素、易消化食物,鼓励患者多饮水。

(5)及时通知医师,协助医师做好有关检查,了解诊断及治疗方案。急诊或危重症患者要立即配合医师进行抢救处理。

(6)对新入危重症或行急诊手术治疗的患者密切观察病情变化,遵医嘱监测生命体征、意识状态、准确记录液体出入量,观察患肢末梢血液循环、感觉、运动情况,发现异常及时报告医师。采取适当的护理措施,准确、及时做好记录。

(7)新入院患者连测 3 日体温,每日 3 次,体温高者报告医师给予处理。入院第二天起遵医嘱完成各项术前常规检查,如血液检查、尿便常规、X 线胸片、心电图及超声心动图等。进行各种特殊检查、治疗向患者认真讲解检查的目的、意义及注意事项,取得充分合作。

(8)伤口引流管的护理。妥善固定,确保装置密闭和通畅;准确记录引流液的性质、颜色及量;每日晨更换引流瓶,严格无菌操作;整理床单位及搬动肢体时做到动作轻柔,以免管道打折或脱出。24 小时引流量＜50 mL时拔除伤口引流管。

(9)留置尿管的护理。留置尿管期间嘱患者多饮水,保持尿液清亮、颜色淡黄;每日给予会阴冲洗 1 次,保持外阴清洁;术后第 1 日起协助患者进行自主排尿训练,方法为夹闭尿管,患者感憋尿后打开引流尿液,然后再行夹闭,反复训练 1～2 日后拔除尿管;进行各项操作动作轻柔,避免牵拉尿管给患者带来不适,及时倾倒并记录尿量、尿液性质。

(10)出院前认真完成出院指导。内容包括饮食指导、心理护理、根据不同疾病制订康复训练及健康指导计划、遵医嘱按时复查。

二、骨科疾病术前护理常规

(1)按外科疾病术前护理常规及骨科疾病一般护理常规护理。

(2)护理评估

健康史：了解患者一般情况、既往健康状况、尤其注意与现患疾病相关的病史和药物应用情况及过敏史、手术史、家族史、遗传病史、女性患者生育史，既往有无高血压、糖尿病、心脏疾病等，初步判断其手术耐受性。

既往史：既往健康状况有助于判断骨折的相关因素及愈合，如患者有无骨质疏松、骨肿瘤病史或骨折和手术史。

药物治疗史：了解患者近期有无服用激素类药物及药物过敏史等与手术或术后恢复有关的药物，关节置换手术的患者术前停用阿司匹林等抗凝药物至少 1 周方可行手术，避免术中、术后出血量的增加。

心理和社会支持状况：患者的心理状态取决于损伤的范围和程度。多发性损伤患者多需住院和手术等治疗，由此形成的压力可影响患者与家庭成员的心理状态和相互关系，故护士应评估患者和家属的心理状态、家庭经济情况及社会支持系统。

(3)身体状况评估：

通过仔细询问患者主诉和全面体格检查，评估生命体征和主要体征；了解各主要内脏器官功能情况，有无心、肺、肝及肾等器官功能不全，有无营养不良、肥胖，有无水、电解质失衡等高危因素，评估手术的安全性。

对骨折患者，应认真检查局部有无出血、肿胀、触痛或被动伸指（趾）疼痛、畸形、内旋或外旋、肢体短缩等；伤肢的活动及关节活动范围，有无异常活动、骨擦音、活动障碍等；局部皮肤完整性，皮肤有无挫伤、瘀斑或皮下气肿等；开放性损伤的范围、程度和污染情况，破损处是否与骨折处相通；末梢感觉和循环情况，如骨折远端肢体的皮温、有无感觉异常、毛细血管再充盈时间、有无脉搏减弱或消失等。

对骨科创伤患者，应了解患者受伤的原因、部位和时间、受伤时的体位和环境，外力作用的方式、方向与性质，伤后患者功能障碍及伤情发展情况、急救处理经过等；同时合并其他损伤患者需评估有无威胁生命的并发症，如有无头部、胸部、腹部及泌尿系统的损伤。评估患者的意识、体温、脉搏、呼吸、血压等情况，观察患者有无脉搏加快、脉弱、皮肤湿冷、呼吸浅快、血压下降、尿少、意识障碍等低血容量性休克的症状，并报告医师处理。

(4)术前宣教。

根据患者的年龄和文化程度等特点，利用图片资料、宣传手册、录音或小讲课等多种形式，结合患者的具体疾病，介绍疾病知识、手术方式、术后可能的不适、可能留置的各类引流管及其目的意义、患者需要配合的相关知识和准备。

戒烟：自入院起告知患者戒烟。向患者解释吸烟会引起痰量的增加，术后引发肺部感染；同时烟草中所含的尼古丁还可导致微小血管痉挛，影响伤口愈合。

术前饮食指导：鼓励患者多摄入营养丰富、易消化的食物；术前 1 日晚进半流质饮食，少食纤维素高的食物,术前 1 日晚睡前需排大便 1 次,22:00 后禁食水。

术前适应性训练:指导患者练习在床上使用便器。教会患者深呼吸,有效咳嗽、排痰的方法。教会患者正确进行股四头肌静止收缩运动,便于预防术后并发症,促进关节功能的康复。指导患者掌握关节置换手术的患肢摆放体位。膝关节置换患者术后需将枕头放于小腿靠近距小腿关节处,保持膝关节于过伸位;在护士的指导下翻身侧卧。髋关节置换患者术后患肢保持外展中立位;并学会利用骨科架子床正确抬起和移动身体。身体任何部位有压痛时需立即通知护士查看,预防压疮的发生。

(5)术前准备

皮肤准备:根据手术部位的不同备皮,操作过程中注意遮挡和保暖,动作轻柔,防损伤表皮。关节置换手术的患者如发现感染灶如牙龈炎、生殖泌尿系炎、皮肤溃疡、肺炎、甲沟炎、足癣等应报告医师查看和处理。骨科常规手术备皮范围如下。①脊柱、颈椎,上界至头顶,下界齐腋窝平线,两侧腋中线;胸椎,上自颈部以上,下至尾骨,两侧腋中线;腰椎,上齐腋窝,下界臀横纹,两侧腋中线。骶腰部手术需包括肛门部。②肩部及上臂:上界过颈部,下界前臂下 1/3(前后周围),前后过胸、背中线。需剃腋毛。③前臂:上界上臂上 1/3(前后周围)至指尖。④肘部:下界过腕关节,上界至肩关节(前后周围)。⑤手部:上界肘关节(前后周围)至指尖。⑥大腿及髋:上界肋缘,下界小腿下 1/3(前后周围),躯干前后过中线,并剃阴毛。⑦膝部:上界过髋关节,下界过距小腿关节(前后周围)。⑧小腿:上界过膝关节(前后周围)至足趾。⑨足部:上界膝关节(前后周围)至足趾。

清洁:备皮后嘱患者沐浴,不能自理者可由护士协助患者完成全身擦洗。男士要剃掉胡须,女士要把长发在脑后梳好,剪短指、趾甲,并更换清洁病员服。

关节置换患者术前 1 日下午遵医嘱应用抗生素以预防感染,用药前询问过敏史,过敏试验阴性后方可输液。

饮食:术前 1 日晚进食易消化、少纤维素的饮食,22:00 后禁食、禁水。

肠道准备:睡前需排大便 1 次,以减轻术后胃肠道不适症状。

术日晨准备:全麻患者术前 30 分钟要给予肌内注射阿托品 0.5 mg。患者入手术室前排空膀胱,摘去义齿、眼镜、助听器、各种饰物,贵重物品交由家属保管,家属在指定地方等候,以便及时联系。

三、骨科疾病术后护理常规

(1)按外科疾病术后护理常规及骨科疾病一般护理常规。

(2)病情观察

生命体征:了解患者麻醉方式和术中情况,术后给予心电监护,每 15～30 分钟监测脉搏、血压、呼吸并记录。

出血:观察患者手术切口有无渗血、渗液,一旦发现活动性出血应立即报告医师进行处理,如需再次手术,配合做好手术准备。

伤口引流的观察:观察并记录引流液的性质和量。结合患者生命体征情况,如短时间内引流量异常增多,则为继发性出血的可能,立即报告医师并配合进行对症处理。

患肢血供、感觉及运动观察:密切观察患肢的末梢循环和感觉,如毛细血管再充盈时间、患肢远端动脉搏动情况、皮温和色泽、有无肿胀及感觉和运动障碍,如有异常,及时报告医师。

(3)体位:术后 6 小时内采取去枕平卧位。6 小时后根据不同部位手术采取不同的体位。

①四肢手术后患肢垫软枕给予抬高,高于心脏水平,以促进静脉回流和减轻水肿。患肢制动后,固定患肢于功能位。②膝关节置换术后患者平卧 6～8 小时,患肢抬高,在靠近距小腿关节处垫枕头,使膝关节呈过伸位,患者感疲劳时可撤除枕头,将患肢平放于床上以缓解不适;术后第 1 日起可床上坐起,坐位时取出膝下枕头;也可在护士的协助下翻身侧卧。③髋关节置换术后患者取平卧位,患肢保持外展中立位,两腿间放置枕头。术后 1 日起可取半坐位,注意保持髋关节屈曲<60°,术后未经术者同意不可翻身侧卧,防止髋关节脱位。④脊柱手术患者术后平卧 4～6 小时或超过 6 小时可以轴位翻身法翻身侧卧。搬运患者时采取三人搬运法,托起肩背部、腰臀部和下肢,平稳同步进行,保持身体轴位平直。

(4)伤口引流管护理。①妥善固定,确保装置密闭和通畅。②准确记录引流液的性质、颜色及量。如术后 10～12 小时持续出血量超过 1000 mL,应警惕发生继发性大出血的可能,需立即通知医师给予处理,并密切观察生命体征的变化。③每日晨更换引流瓶,严格无菌操作。④整理床单位及搬动肢体时做到动作轻柔,以免管道打折或脱出。⑤拔管指征:24 小时引流量少于 50 mL 时可拔除伤口引流管。

(5)留置尿管的护理。①留置尿管期间嘱患者多饮水,保持尿液清亮、颜色淡黄。每日清洁尿道口。②每日给予会阴冲洗 1 次,保持外阴清洁。③术后第 1 日起指导患者进行自主排尿训练:夹闭尿管,嘱患者感憋尿后打开引流尿液,然后再行夹闭,反复训练 1～2 日后拔除尿管。④进行各项操作动作轻柔,避免牵拉尿管给患者带来不适,及时倾倒并记录尿量、尿液性质。

(6)术后不适的观察与护理

疼痛:术后 1～2 日患者可出现不同程度的切口疼痛,一般以 24 小时内最剧烈,护士应给予心理安慰,鼓励患者主动活动,在患者翻身、活动、咳嗽时,协助患者保护好患肢以减轻疼痛。患者疼痛剧烈时遵医嘱给予镇痛药物治疗。

恶心、呕吐:手术后恶心、呕吐是麻醉后常见的反应,待麻醉作用消失后可停止。患者呕吐时,护士应协助患者头偏向一侧避免误吸,呕吐后及时做好卫生清洁。呕吐频繁时报告医师,遵医嘱处理。

腹胀:术后早期腹胀常是由于胃肠道蠕动受抑制,肠腔内积气无法排出所致。随着胃肠功能恢复、肛门排气后症状可缓解。若手术后 1 日仍无肛门排气、腹胀明显,给予腹部按摩,无效时应报告医师进行进一步处理。

发热:手术后常见的不适之一,多为术后吸收热,正常情况下其变化幅度在 1℃左右,可给予物理降温等对症处理。体温超过 38.5℃时报告医师给予处理。

尿潴留:由于麻醉作用,患者的排尿反射受到抑制,或因不习惯床上排尿等均可发生尿潴留,可给予诱导排尿,必要时给予留置导尿。并做好留置尿管的护理。

(7)基础护理:①做好晨晚间护理,包括整理床单位、清洁面部和梳头、口腔护理、足部清洁等。②保持会阴部清洁,女性患者给予会阴冲洗每日 1 次。③满足患者生活上的合理需求。④患者肠蠕动恢复后,协助进食水,并做好饮食指导。

（8）大、小便处理：患者留置尿管期间，及早开始自主排尿训练，术后3日内拔除尿管自行排尿以预防尿路感染。患者卧床期间，鼓励其多饮水，进食含粗纤维膳食，同时教会患者腹部按摩的方法，以促进肠蠕动预防便秘，术后3日未排大便者给予通便药物或灌肠处理。

（9）心理护理：根据患者的社会背景、个性及不同手术类型，对每个患者提供个体化心理支持，并给予心理疏导和安慰，以增强战胜疾病的信心。

（10）指导功能锻炼：根据不同疾病及术后康复要求，指导患者适时开始功能锻炼，包括肌肉等长收缩练习和关节活动、行走锻炼等。

第二节　骨科疾病常见症状护理

一、休克

【概述】

休克是指机体在多种病因侵袭下引起的以有效循环血容量骤减、组织灌注不足、细胞代谢紊乱和功能受损为共同特点的病理生理改变的综合征。休克发病急、进展快，如未及时发现并治疗，可导致多器官功能障碍综合征或多系统器官衰竭，发展成为不可逆性休克引起死亡。

休克的分类方法很多，根据病因可分为低血容量性休克、感染性休克、心源性休克、神经性休克和过敏性休克五类。低血容量性休克包括创伤性休克和失血性休克两类。其中低血容量性休克和感染性休克在外科中最为常见。①机体重要的实质性脏器或大血管的损伤，引起大量失血或血浆外渗，而又未能及时纠正。②肢体挤压伤后，软组织的血管内血浆大量外渗到组织间隙。③弥散性血管内凝血造成血流障碍，使回心血量及左心排血量减少，属于相对性的血容量减少。

【临床表现】

根据休克的发病过程，将休克分为3期。

1.休克代偿期（即微循环痉挛期，也称休克前期）

患者情绪紧张、烦躁不安、面色苍白、虚汗不止、四肢发凉、心率加快、尿量减少。血压尚无明显变化，但由于舒张压升高而使脉压变小。这些症状是机体代偿能力弱的表现。休克代偿期是休克抢救的重要时期。此期救治护理措施得当，休克迅速纠正；反之，机体代偿能力逐渐减弱进入休克抑制期。

2.休克抑制期（即微循环扩张期）

患者由兴奋转为抑制，表情淡漠、反应迟钝、口唇及肢端发绀、四肢厥冷、脉细速微弱、血压下降、尿量减少甚至无尿。由于大量血液淤积在毛细血管床中致回心血量急剧下降。此外，出于酸性代谢产物堆积，血管通透性改变，使组织液生成大于回流，造成脑、心、肺、肾、肝等器官的功能障碍。

3.休克失代偿期（即弥散性血管内凝血期）

患者由意识不清、浅昏迷发展为深昏迷，体温上升，脉极细弱，血压极低且心音遥远。血液纤溶系统受到破坏，血液由高凝趋向低凝，出现溶血、贫血、黄疸、瘀斑及内脏出血倾向，最终因重要生命器官的衰竭而死亡。

【治疗原则】

早发现、早诊断、早治疗。迅速补充血容量,积极处理原发病以控制出血。

1.补充血容量

早期、快速、足的补充血容量是救治休克的关键因素之一。根据血压和脉搏变化估计失血量。补充血容量并非指失血量全部由血液补充,而是指快速扩充血容量。可先经静脉在 45 分钟之内快速滴注等渗盐水或平衡盐溶液 1000~2000 mL,观察血压回升情况,再根据血压、脉搏、中心静脉压及血细胞比容等监测指标决定是否补充全血或浓缩红细胞等。

2.止血、包扎、固定

在补充血容量的同时,对有活动性出血的患者,应迅速控制出血。一般开放性伤口可加压包扎或用止血带止血,较大血管出血在可视的情况下可钳夹止血;用止血带止血时需注明上止血带的时间,每小时松解 1 次,防止肢体缺血坏死;有内脏出血者,应做好术前准备,必要时手术止血;有骨折或脱位的患者,为防止进一步出血或加重血管、神经损伤,应及时进行固定或牵引,条件允许时及时给予复位;对于骨盆骨折出血、下肢骨折或广泛软组织损伤出血,可使用抗休克裤,既可起到固定作用,又可压迫止血。

【护理评估】

了解休克的原因,如有无大量出血、严重烧伤、损伤等。观察患者精神状态、神志、皮肤色泽和温度、生命体征、周围循环及尿量的改变。了解患者意识是否清楚,有无烦躁、嗜睡、表情淡漠等;有无生命体征异常,有无脉搏加快、血压下降等。有无口唇及指端苍白,有无尿量减少等。

【护理要点及措施】

1.保持呼吸道通畅

保持呼吸道通畅,是抢救创伤性休克的重要环节。首先评估患者有无喘鸣、发绀、呼吸困难等现象,及时清除呼吸道内的血凝块、分泌物及异物,并将头偏向一侧,防止误吸;有昏迷或颌面创伤者,应托起下颌防止舌后坠,必要时可放置口咽通气管或气管插管、气管切开。

2.给氧

各种给氧方法可根据患者的需要和条件选择使用,必要时可使用呼吸机辅助给氧。大流量用氧者,应逐渐降低氧流量;吸氧超过 12 h 者,氧浓度不应高于 40 ％～60 ％,防止氧中毒。

3.卧位

宜采取中凹卧位,抬高头胸部 20°,便于呼吸;抬高双下肢 30°,利于静脉回流,增加回心血量。同时减少不必要的搬动,减少机体对氧和营养物质的消耗。

4.建立静脉通道

是扩充血容量的先决条件、一般至少建立两条或两条以上静脉通道,条件允许时最好使用留置针;尽量行中心静脉置管,可测量中心静脉压。

5.病情观察

可围绕"一看、二摸、三测、四尿量"来进行,即一看意识、表情及皮肤色泽,二摸肢端温度、湿度及脉搏,三测血压,四观察尿量。

（1）意识、表情：意识和表情的变化反应中枢神经系统的血液灌注量和缺氧程度。休克早期，全身血液重新分配，脑供血得到相对保证，呈轻度缺氧状态，表现为烦躁不安或兴奋；随着休克的加重，缺氧程度加深，神经细胞反应性降低，由兴奋转为抑制，患者反应迟钝、神情淡漠，甚至昏迷。

（2）皮肤色泽：皮肤的颜色及肢端温度、湿度显示了外周微循环的血流状态。休克早期，外周血管收缩，皮肤苍白，尤其是面颊、口唇及甲床；休克中期，血流缓慢，甲床毛细血管充盈时间明显延长；肤色的改变往往先于脉搏、血压的改变，恢复时则迟。

（3）肢端温度、湿度：肤色苍白、温度减低，同时出冷汗是交感神经极度兴奋趋向衰竭的体征。休克早期，只手足发凉；到了休克中晚期，患者肢端厥冷，并且温度降低范围逐渐扩大。

（4）脉搏、血压：休克早期脉搏加快，收缩压往往还在正常范围内，但舒张压升高，脉压减小（≤30 mmHg）。现常用休克指数[脉率/动脉收缩压（mmHg）]来判断急性血容量减少的程度，正常值为0.5左右，如指数＝1，表示血容量丧失20％～30％；如指数＞2，表示血容量丧失30％～50％。某医院提出"血压脉率差法"，即收缩压（mmHg）－脉率（次/分）＝正数或＞1为正常，若等于0则为休克的临界点，若为负数或＜1即为休克。

（5）尿量：尿量是观察休克的重要指标，也是判断肾功能状态的依据。应给患者留置尿管，便于观察尿量、尿色及尿比重。正常人尿量约50 mL/h，尿比重1.015～1.025。当收缩压在80 mmHg左右时，如肾功能正常，每小时的尿量应为20～30 mL；如收缩压低于70 mmHg，则会出现少尿或者无尿；当动脉血压已正常而仍有少尿和尿比重降低，则要警惕肾衰竭的可能。

6.补液的护理

（1）掌握补液原则：补液虽遵医嘱进行，但护士应明确补液原则：缺什么补什么，需要多少补充多少；输液顺序是先晶后胶；输液速度先快后慢；同时边输入、边分析、边估计、边调整，密切观察。

（2）补充液体的选择：首先以较快的速度输入含钠的晶体液，以降低血液黏稠度，改善微循环，其次给予胶体液或全血，维持血液的胶体渗透压，防止水分从毛细血管渗出，提高血容量。常用晶体液有平衡盐溶液、林格液、生理盐水等；胶体液有全血、血浆、706羧甲淀粉、低分子右旋糖酐等。

（3）补液的量、速度及监测：休克时由于微血管扩张、血管壁通透性增高，存在不显性失液，补液量往往比失血估计量大得多才能纠正休克。补液最先开始时速度要快，这样才能起到扩容的效果，但快速输液易引起急性心力衰竭和肺水肿等并发症，因此补液的同时应监测心功能。

7.纠正酸碱平衡紊乱

休克时常伴有酸中毒和其他酸碱平衡紊乱，对病情较轻者，最佳处理方法是恢复组织的灌注，而不是急于应用碱性药物；但对于严重休克、抗休克治疗较晚的患者，应考虑给予碱性药物治疗，并根据血气分析监测的结果决定用量。

8.血管活性药物的应用

血管活性药物必须在补足血容量的基础上使用。使用时应针对休克过程的特点，借助对中心静脉压、肺动脉楔压等血流动力学参数的监测，正确选择药物种类及剂量。

9.抗感染治疗

休克降低了机体对感染的抵抗力,而感染又可加重休克。因此,应严格执行无菌操作,保持床单及患者清洁,及时清除呼吸道分泌物。

10.抗休克裤应用

在创伤性休克的救治中,特别是伴有严重的低血容量性休克不能及时补足液体的情况下,应用抗休克裤治疗具有一定的效果。

11.心理干预

突如其来的意外创伤、疼痛和失血刺激,使患者的生理、心理遭受了双重打击,产生焦虑、急躁、恐惧、依赖心理。护士应通过端庄的仪表、适宜的言谈、负责的态度、熟练的技术对患者的不良心理进行干预,使其增强战胜疾病的信心和勇气,积极配合治疗。

二、关节功能障碍

【概述】

功能是指组织、器官、肢体等的特征性活动。当本应具有的功能不能正常发挥时,即称为功能障碍。

【常见原因及表现】

(1)骨折、软组织损伤、肌腱韧带拉伤:症状除关节僵硬外,还伴有关节肿胀、皮肤瘢痕挛缩、疼痛、麻木及局部寒热等症状。

(2)创伤后关节功能障碍:活动受限、疼痛和僵直。

(3)髋臼先天性发育不良:表现为髋臼窝发育过小,不能把股骨头正常包容起来,这时股骨头不在原有的位置上,股骨头向外向上移动,行走越多疼痛症状越严重,造成髋关节功能障碍。这种原因造成的髋关节功能障碍,终身不能恢复。

(4)股骨头软骨坏死:股骨头软骨表面粗糙不平,在髋关节活动时很容易造成滑膜损伤,滑膜损伤出现髋关节滑膜炎,髋臼长时间受到炎症刺激,就会出现髋臼盂唇部位增生的病理变化,当髋臼盂唇部位增生到一定长度,对股骨头的包容过大,影响了股骨头的活动范围,造成髋关节功能障碍。

(5)骨性关节炎:表现为关节疼痛、肿胀,屈曲受限。

【护理】

(1)防止患者做大运动量的锻炼,如跑步、跳高、跳远,可做 30 分钟的室外散步。

(2)鼓励患者进行必要的功能锻炼。

(1)坚持做股四头肌(大腿前面肌肉)主动收缩,每日 4～5 次,每次 10～20 下。

(2)仰卧屈膝屈髋做蹬自行车样动作,每日 2～3 次,每次 50 下。

(3)不负重做下蹲和起立运动,连续 30～50 下,每日 2～3 次。

(3)切忌患者做膝关节的半屈位旋转动作,防止半月板损伤。

(4)心理护理:根据患者的社会背景、个性,对每个患者提供个体化心理支持,并给予心理疏导和安慰,以增强战胜疾病的信心。

三、关节腔积液

【概述】

关节积液是关节液增多形成的,造成关节疼痛、不适。膝关节内正常存有少量滑液,滑液为淡黄色液体,正常膝关节内 1～2 mL 滑液。有营养关节、润滑关节和修复等作用,关节液由滑膜分泌,在关节活动时关节液不断循环更新。当关节产生病变或出现某些全身性疾病时,关节液增多即形成关节积液,造成关节疼痛、不适。关节液超过 10 mL 时,浮髌试验阳性。

【常见原因及表现】

由于外伤或过度劳损等因素损伤滑膜,会产生大量积液,使关节内压力增高,膝关节疼痛、肿胀、压痛,滑膜有摩擦发涩的声响。疼痛最明显的特点是当膝关节主动极度伸直时,特别是有一定阻力的做伸膝运动时,髌骨下部疼痛会加剧,被动极度屈曲时疼痛也明显加重。其主要表现为关节充血肿胀,疼痛,渗出增多,关节积液,活动下蹲困难,功能受限。

【护理】

1.心理护理

安慰患者,鼓励其树立战胜疾病的信心,向患者讲解疾病的病因、症状、治疗及预后,使患者积极配合治疗。

2.关节腔抽液的注意事项

护士安慰患者不要精神紧张,操作过程中不要随意伸曲患肢,以避免折针。

3.饮食护理

患者应多饮水,进食清淡、蛋白质丰富、含多种维生素的饮食,戒烟、酒。

4.肢体护理

待关节腔抽液后,关节肿胀消退,疼痛缓解,24 小时内少量活动,避免过度伸曲膝关节,之后,逐渐加强功能锻炼,避免关节功能障碍和肌肉失用性萎缩。

第三节　脊柱畸形

一、枕颈部畸形

(一)概述

枕颈部畸形是指枕骨和寰枢椎及其附属结构(包括周围神经血管组织)由于先天发育不良造成的解剖结构异常,常伴有邻近骨组织和神经组织畸形,甚至远处畸形。枕颈部先天性解剖变异和畸形,会加速该部位正常椎间关节的生理退变过程,出现骨结构的不稳定,诱发或加重畸形骨组织和韧带组织对相邻神经组织的压迫,临床表现为高位脊髓、延髓、小脑和局部血管受压症状。

(二)分类

(1)寰椎关节或寰枢关节左右不对称。

(2)隐形脊椎裂。

(3)枕椎。第四枕节未与其前的枕生骨节融合而形成枕椎。

(4)扁平颅底。颅底角大于 148°,常合并颅底凹陷。

(5)颅底凹陷。颅底凹入或内陷。

(6)先天性枕骨寰椎融合(或称寰椎枕骨化)。骨性融合处大多发生在颅底与寰椎前弓之间,但也可累及后弓、横突与侧块,致枕寰关节间隙消失。

(7)齿状突分离。齿状突与枢椎椎体的先天性不融合。

(8)齿状突缺如。常继发寰枢椎脱位。

(三)临床表现

枕颈部畸形临床症状出现较晚,许多畸形可以终身不出现症状或者仅有轻微的局部症状。多在成年以后,往往由外伤和感染等因素诱发起病。也可突然发病,此时病情进展快,症状较重。

1.特殊外貌特征

短颈畸形、斜颈畸形、发际低平、头颈部旋转活动受限、面部发育不对称等。

2.局部症状

枕颈部酸痛、麻木、感觉过敏,是由寰枢椎关节不稳定的异常活动对高位颈神经根,特别是第2颈神经根刺激、压迫和牵拉所致。

3.锥体束受损的症状和体征

由脊髓前方的压迫所致,轻者四肢运动自如,神经系统检查可发现阳性体征,如腱反射亢进,病理征阳性等。重者肢体活动无力,步态不稳,肌张力增高,踝阵挛阳性。

4.本体感觉、触觉减退

由脊髓后方的压迫所致。

5.中枢神经系统表现

小脑受累可出现小脑性共济失调和眼震颤;脑干受压可出现呼吸功能减退和异常的呼吸方式;累及后组脑神经出现吞咽和构音方面的功能障碍。

6.椎动脉供血不足表现

表现为头晕,记忆力减退,晕厥和癫痫发作。

7.感觉分离

由枕颈部神经组织畸形(Arnold-Chiari畸形)所致。

(四)手术治疗

手术治疗的主要原则和目的是解除神经压迫促进受累神经恢复,植骨融合固定重建枕颈部的稳定性。常用的几种手术方式和相应的适应证包括:①后路单纯寰枢椎融合术(可完全复位的寰枢椎不稳的畸形);②寰椎后弓切除减压和枕颈融合术(无法复位合并寰椎后弓压迫的畸形);③寰椎后弓切除、枕骨大孔扩大减压和枕颈融合术(无法复位合并后方压迫的畸形或前后方均存在压迫的畸形或 Arnold-Chiari 畸形 Ⅱ型);④经口咽或劈开上颌骨途径寰椎前弓和齿突切除减压融合术(存在前方压迫的畸形);⑤侧方寰椎侧块和齿突切除术(存在前方压迫或侧方压迫的畸形);⑥寰椎后弓切除、枕骨大孔扩大减压、枕颈融合和脊髓空洞蛛网膜下隙分流术(Arnold-Chiari 畸形 Ⅰ型)。

(五)护理措施

1.心理护理

①对待患者要热情、和蔼、关心、同情,以熟练的技术获得患者的信赖,改变患者的心理状态。②向患者交代术前准备,简单介绍手术过程,增加患者的安全感,使其精神上有所放松。

③对术后需吸氧、使用引流管、导尿管者,术前应向患者说明,使患者醒来后不致恐惧。④对于危险性大、手术复杂、心理负担特重的患者,护士可有意识地组织患者交流,用同类手术成功的例子来增强患者的信心。

2.术前准备

(1)感染的预防:注意患者口腔清洁;有吸烟习惯的患者应在术前 1～2 周劝其停止吸烟,对痰多且黏稠者给予雾化吸入,或使用祛痰药。指导患者训练深呼吸运动和咳嗽运动,可增加肺通气量,有利痰液排出,避免发生坠积性肺炎。

(2)俯卧位训练:开始时每次 10～30 分钟,逐渐增加至 3～4 小时。对涉及高位脊髓手术者,为防止术中意外造成呼吸骤停,应给患者分别预制胸、腹侧石膏床各 1 个。对有可能复位的,术前应行牵引治疗 2～3 周。

(3)训练床上大小便:术前养成床上大小便习惯。

(4)床上肢体功能锻炼:主要为上、下肢体的伸屈,持重上举与手、足的活动。

3.术后护理

(1)早期护理。

病情观察:定时观察患者的面色、表情、血压、脉搏、呼吸、体温等。密切注意呼吸情况,术后出现呼吸困难者,则多系局部血肿压迫或局部水肿反应所致,应立即采取相应措施,并准备气管插管和呼吸机备用。

局部制动:不仅可减少出血,而且可防止植骨块或人工关节的滑出,因此术后尤其是 24 h 内应尽可能减少局部的活动次数及幅度。

伤口引流:保持引流通畅,观察引流液的色、量、质,若有异常及时汇报医师。若发现引流为清亮液体或淡粉色液体,表示有脑脊液漏出,应及时报告医师,同时去枕平卧,切口处垫软枕压迫,以减少脑脊液漏出,并按医嘱给予镇静、止痛药,以减轻患者头痛的症状。

防止压疮:对瘫痪、老年、消瘦及神志不清者应注意防止压疮。由于头颈部要求制动,大幅度的翻身是不恰当的,可定时(一般不超过 2 小时)对易发生压疮的骨凸处(包括后枕部),用手掌托起减压,或予以小翻身。

预防脊髓反应性水肿:由于手术创伤的刺激,脊髓本身及周围组织易出现水肿反应,尤其在伤后 24～72 小时,要注意观察四肢活动度。

预防感染:早期预防尤为重要,因为口腔及鼻腔的分泌物及食物等易污染伤口。因此,除全身应用抗生素外,应注意对伤口局部的保护。一旦发现敷料被污染,应及时予以更换。

减少呼吸道分泌物:常规雾化吸入每日 3 次,以减少咽喉部的水肿与充血。并予以口服鲜竹沥液 10 mL,每日 3～4 次,连续 3～5 日。

切口疼痛的处理:手术后切口出现疼痛是患者的一大痛苦,由于切口疼痛患者不敢翻身活动及不敢深呼吸和咳嗽,容易发生肺部并发症,因此术后尤其是术后第 1 日可给予适量的镇痛药,如哌替啶 50 mg 或吗啡 8～10 mg 肌注。

(2)术后第 2 日以后护理。

24 小时以后,对此类患者仍应重点护理,一般为 5～7 日,除上述观察内容外,尚应注意以下内容。

观察患者吞咽与进食情况：颈后路手术后 1~2 日，咽喉部水肿反应逐渐消退，疼痛减轻，其吞咽与进食情况应该逐渐改善好转。但如反而加重，则有植骨块滑脱之可能，此时应及时向主管医师报告，并采取相应措施。

术后拍片。术后 2~5 日均应拍片，除观察植骨块是否有移位外，尚可确定减压的部位是否准确，以及减压的范围。

预防肺部并发症，鼓励患者咳嗽与深呼吸，此既有利于增加肺活量，清除分泌物，又可防止肺不张。注意体温与血象的变化。

预防尿路并发症。对带有导尿管者，平时要注意局部卫生。引流尿袋要及时更换，定期开放排尿（一般 2~4 小时）。每次开放后，应在膀胱区加压，使其排空以消除残余尿液。有感染者，则需每日膀胱冲洗 2 次。

定期化验复查。一般手术次日及 1 周时复查血、尿常规，以判定患者全身状态。血红蛋白过低者，应少量输血。

拔除引流条及拆线。一般于术后 24~36 小时拔除引流条，5~7 日拆线。

戴石膏或颈托下床活动应注意以下几点。下床前先让患者在床上坐起，待其适应后再逐渐下床，根据病情及手术情况行颈部石膏颈围或塑料颈围保护，或颌颈胸石膏、头颈胸石膏固定，刚下床时，应有专人监护，以防跌倒。病情较重不适合下床者切勿勉强。

功能锻炼。术后功能的恢复和重建与其锻炼情况有着直接关系。不仅脊髓功能恢复者需要加强锻炼，以提高疗效，就是无神经恢复，甚至恶化者，也应积极锻炼，以防肌肉失用性萎缩。

(3)出院指导。患者出院后仍需颈围固定 3 个月，控制颈部活动，嘱患者继续口服神经营养药、补钙，增加含蛋白质高的食物，连续不断地锻炼四肢功能。3 个月、6 个月、1 年定期复查。

二、腰骶部畸形

(一)概论

腰骶部畸形包括形状异常的蝴蝶椎、数目增减的腰椎骶化、骶椎腰化或腰椎胸化、横突过长（以第三腰椎为多见）、钩棘即小关节异常、椎骨缺损的脊椎裂、浮棘及吻棘等、椎间关节缺如的锥体融合及发育性椎管狭窄等。可能的致病原因包括中胚叶分节不全，先天性代谢不全，骨、软骨及结缔组织发育障碍，子宫内病变及各种药物、病毒、放射线照射等对胎儿的影响等。严重畸形多伴有全身其他畸形，常引起早期死亡。大多数先天性畸形并无症状，多在做放射性检查时发现。

(二)分类及手术方式

1.脊椎裂

(1)显性脊椎裂：手术原则是将后突的脊髓或神经根放归椎管（先分离松解四周的粘连），之后切除多余之硬膜囊并修补椎板缺损处（植骨等）。

(2)隐性脊椎裂：吻棘症伴有明显的腰部后伸痛者，可行手术将棘突尖部截除之。

2.移行脊椎

包括腰椎骶化、胸椎腰化、骶椎腰化、骶尾椎融合。手术方式有切骨减压术、关节融合术、神经支切断（或松解）术、脊柱融合术。

3.短腰畸形

包括先天性脊柱崩裂滑脱、先天性椎体融合、半椎体畸形。单纯短腰畸形者无须特殊处理。伴有腰脊神经根或马尾神经受压者可行减压术治疗。形成驼背畸形可行驼背畸形矫正术。

4.椎体畸形

(1)半椎体畸形:包括单纯剩余半椎体、单纯楔形半椎体、多发性半椎体、多发性半椎体合并一侧融合、平衡性半椎体、后侧半椎体。严重脊柱侧弯(伴或不伴旋转)畸形者应按脊柱侧弯行手术治疗;严重驼背畸形已定型,可行截骨术治疗;青少年病例可对脊柱的凸侧一至数节先行植骨融合术。轻度畸形者可辅以支架,并加强背部肌肉锻炼。

(2)椎体纵裂畸形:呈对称性,无须特殊处理。

(3)蝴蝶椎体畸形:呈对称性,视畸形不同采取相应的治疗措施。

5.椎骨附件畸形

(1)第三腰椎横突过长畸形:手术将过长的横突部分切除。

(2)关节突畸形:可行关节突部分切除术或椎节融合术。

(3)棘突畸形:轻者非手术治疗,重者则行手术切除,对伴有滑囊或假关节者,一并切除。

(4)椎板畸形:引起神经症状者,可行探查术。

6.脊髓圆锥牵拉症

行椎管内手术。

(三)护理措施

1.心理护理

向患者交代手术前后大致程序,提出要求患者配合的事项和手术前后应注意的问题,以取得患者的信任和配合。

2.术前护理

(1)大、小便训练:术前2日内患者应学会在卧位大便和小便。

(2)呼吸训练:包括充分的深呼吸和有效咳嗽。

(3)肢体活动训练:适当的肢体活动,术前可改善心肺功能,提高手术耐受性,术后可促进血液循环,避免深静脉血栓形成。

(4)手术卧姿的训练:脊柱后路手术应在俯卧进行时,术前应训练患者逐步延长俯卧时间,直到能支持2小时以上状态。

3.术后护理

(1)接诊术后患者:协助将患者抬上病床,交接输血、输液情况,并迅速测量血压、脉搏,保持脊柱位置稳定,确保切口负压引流及导尿管通畅不扭曲,确保输血输液通畅。

(2)观察记录神志、血压、脉搏、呼吸;引流液的颜色和量,手术创口的渗出情况;小便排出的时间和量;静脉通道有无阻塞,有无输血、输液并发症;术后医嘱执行情况。

(3)检查患者的神经功能:密切观察神经功能恢复情况,麻醉未醒者,可检查踝、膝腱反射和巴宾斯基(Babinski)征。如腱反射和病理征存在,说明脊髓无明显损伤,只是因为麻醉而失去上位神经控制;如腱反射消失,病理征不能引出,应高度怀疑脊髓受损伤而发生了脊髓休克,立即报告医师分析和查明原因,给予处理。患者完全清醒后,应及时进行神经系统检查,主要了解下肢的主动运动,尤其是足趾和踝关节的伸屈功能。将结果与术前对比,判断手术对脊髓功能的影响。

(4)饮食:指导患者合理饮食,给予营养丰富的食物。多食高蛋白、高维生素、高钙质、粗纤维、易消化、不胀气的食物,多饮水。腰椎前路手术后,胃肠功能恢复后才能进食,其标志是肠鸣音正常,肛门已经排气。

(5)卧位及床上活动:患者回病房后,取平卧位,有利于压迫止血,减少渗出。硬膜外麻醉平卧6小时、全麻术后2～3小时可以进行翻身变换体位,防止发生压疮,翻身时忌拖、拉,应轴线翻身。24小时后可做直腿抬高练习,目的是防止术后神经根粘连及肌肉萎缩。练习时注意膝关节不能屈曲,足背90°背屈,循序渐进,双下肢由低到高、次数由少到多交替进行,每日3～4次,每次20～30下,以不过度劳累为宜。

(6)引流管的护理:注意保持引流管通畅,避免扭曲、脱落,并定时挤压,观察引流液的颜色、性质、量。引流量在术后第2～3日还不减少,应考虑和鉴别有无内出血或脑脊液漏发生。

(7)切口的护理:只有干燥敷料才能起到有效隔离细菌、保护创面的作用。因此,只要敷料有污染,即应立即更换。

(8)便盆的放置:腰椎患者术后需长时间卧床,大小便都得在床上进行。方法是:帮助患者脱裤,将患者转向一侧,备一软枕平铺于床上,把便盆对着患者臀部,护士一手紧按便盆,另一手帮助患者向回转身至便盆上。软枕的放置位置为患者平睡时正好平躺于软枕上,以减少患者背部之疲劳及伤口的疼痛。

(9)指导患者下床的时间及方法:凡脊柱稳定的患者,术后应鼓励早期下床活动;早期活动有增加肺活量、减少肺部并发症、改善全身血液循环、促进切口愈合、减少因下肢静脉淤血而形成血栓的优点。

下床时间:各异。一般为卧床3周后离床适度活动,3个月后恢复正常活动。

具体做法:由医护人员协助下下床,先练习下床站立,练习室内行走。一般室内练习1～2次上下床后再到室外活动,活动量由小到大逐渐增大。下床时一定要带好腰围。有些患者因长期卧床,起床时会出现直立性低血压或虚脱,因此第一次下床时,医护人员要在旁边进行指导和协助。

下床方法:患者俯卧在床的一侧,保持腰脊平直放松,屈前肘前臂与肩同宽,双腿先后着地,肘及前臂稍用力撑床抬起上身,双手扶物站立。上床方法:站床一侧,双腿屈膝,两手扶床,上身俯卧床上,双腿先后上床。

4.功能锻炼

基本原则:尽早开始,有计划地循序渐进,以恢复功能为主,有始有终,持之以恒。

下肢训练:即双下肢直腿抬高练习。

腰背肌功能锻炼:主要有拱桥式和飞燕式。

(1)拱桥式:又分为三点式、四点式、五点式、七点式。

七点式:患者仰卧于床上,屈膝屈肘,双足双肘双肩及头部七点着床,支撑向上挺腰到最大限度后停留片刻,然后放下休息片刻,这样反复进行锻炼10～20次。

五点式:体位同上,患者双足双肩及头部五点着床,方法同上。

四点式:体位同上,患者双手及双足四点着床,支撑向上挺腰到最大限度后停留片刻,然后放下休息片刻,这样反复进行锻炼 10～20 次。

三点式:体位同上,患者双手放于胸前,头部及双足三点着床,支撑向上挺腰到最大限度后停留片刻,然后放下休息片刻,这样反复进行锻炼 10 次左右。

(2)飞燕式:患者俯卧于木板床上,两臂靠在身体两侧伸直,然后头和肩及双臂向后上方抬起,与此同时,双腿伸直向上抬高,使整个身体像一只飞燕,反复做 10 次。或双手置于臀部,让患者同时挺胸、仰颈及双下肢呈伸直状后伸,以使全部身体及腹部与床面相接触。起练时间视具体情况而定,一般为术后 1 周,植骨融合术者时间延长。

5.康复宣教

除了在院期间护理的注意事项再向患者做进一步的强调,还应交代以下几方面。复查时间:一般为术后 6～8 周;忌重体力劳动,避免脊柱过载促使和加速椎间盘退变;加强肌肉锻炼;家庭生活中预防:改善劳动姿势、纠正不良的劳动姿势,如熨烫衣物台面高度要适宜,避免过于弯腰,取物时应避免弯腰或扭腰,地下捡东西时要先弯曲膝关节,再弯腰,避免直接弯腰取物等;女患者少穿高跟鞋,防腰部扭伤;无论是站或坐都不要使腰椎保持一个姿势过久,要做一下向前挺腰的动作,动作要轻柔。在佩戴腰围时注意腰围的规格,要与自身腰的长度、周径相适应,其上缘达肋下缘,下缘至臀裂。腰部症状较重时,应经常戴用,不要随时取下,病情轻的患者,可以外出时、长时间站立时或一个姿势坐着时戴上腰围。

三、脊柱侧弯畸形

(一)概述

正常人脊柱从后面看是直的,在枕骨中点至骶骨棘的连线上,由枕骨结节或第 7 颈椎棘突系一线锥垂直于地面,正常人线索通过臀沟,并通过各个棘突。脊柱侧弯时脊柱的一段或几个节段偏离中线向侧方弯曲,形成一个弧度。胸廓、肋骨、骨盆,甚至下肢的长度都会随之变化。严重时影响呼吸功能、心脏变位,甚至脊柱畸形,弯度特大者会有截瘫产生。

(二)分类

1.非结构性或功能性的脊柱侧弯

(1)姿势性侧弯:由于身体姿势不正,长期偏向一方,习惯于用一侧肩负重等原因所造成。

(2)倾斜性侧弯:身体一侧腰神经受刺激引起椎旁肌痉挛造成脊柱倒向一边,如胸椎间盘突出症、马尾肿瘤所引起的侧弯。

(3)下肢不等长:如小儿麻痹后遗症或骨骺发育不等造成肢体不等长,引起骨盆倾斜,继而发生腰椎的侧弯,实际上是一种代偿性侧弯。

(4)癔症性侧弯:侧弯是癔症的一种症状。

2.结构性或器质性脊柱侧弯

(1)特发性脊柱侧弯症:又称原发性脊柱侧弯,最常见,占总数的 75 ％～85 ％。按年龄分为婴儿型(4 岁以下)、青少年型(4～10 岁)和青年型(11 岁至发育成熟)3 型。

(2)先天性脊柱侧弯:可分为分节不良型、脊椎形成不良型和混合型。

(3)肌肉神经性脊柱侧弯:是脊柱旁肌左右不对称所造成的侧凸。

(4)神经纤维瘤病合并侧弯:是一种特殊类型的脊柱侧弯,皮肤上常有牛奶咖啡斑。侧弯分为特发性侧凸和脊椎骨发育不良两类。

(5)间质病变所致脊柱侧弯:如马方综合征。

(6)后天获得性脊柱侧弯:如强直性脊柱炎、脊柱骨折、脊柱结核、脓胸及胸廓成形术等胸部手术后等引起的脊柱侧弯。

(三)治疗

1.非手术治疗

常用有体表电刺激疗法、支具疗法,可辅助以体操疗法。科布(Cobb)角 20°以内的特发性脊柱侧弯,先不予治疗,进行严密观察,如每年加重超过 5°,则应进行治疗。首诊 30°～40°脊柱侧弯,应进行非手术疗法;40°～50°脊柱侧弯,有人主张手术治疗,也有人持反对意见。

2.手术治疗

大于 50°的脊柱侧弯均应手术治疗,成人疼痛性脊柱侧弯,应进行减压及矫正脊柱侧弯。常用的手术方式有:①前路椎间盘切除,融合和内固定;②后路脊柱矫形融合内固定;③前路脊柱融合联合后路内固定与融合;④脊柱三维矫形术等。

(四)脊柱侧弯后路手术的围手术期护理

1.术前准备

(1)术前宣教:向患者说明手术后的注意事项,避免术后发生撑开棍折断、钩滑脱或上关节突骨折等并发症。术前要指导患者在床上进食和解大小便。

(2)锻炼脊柱柔软度:畸形较严重的患者,入院后即应开始牵引治疗,以使背部肌肉和韧带松弛,增加脊柱的柔软度,取得较好的矫正度。多采取枕颌带悬吊牵引法和枕颌带骨盆牵引法。

(3)锻炼肺功能:术前行肺功能和血气分析检查,增强呼吸功能锻炼,如做深呼吸,吹大气球等。

(4)术前检查:术前护士要协助医师做仔细的神经系统的检查,了解患者双下肢关节运动有无异常,是否有脊髓空洞症、隐性椎板裂、脊膜膨出、神经纤维瘤等疾病,为术后观察病情变化作为对比的依据。

(5)预防感染:脊柱侧弯矫形术需在患者体内放置金属异物,手术剥离范围较广,切口长达30～40 cm,因此预防感染是非常重要的。除按骨科常规准备外,要注意备皮范围,要求上至颈椎,下至尾椎,左右要至腋中线。注意备皮刀使用的手法,因为脊柱侧弯的患者,特别是第二次手术的患者,背部凹凸不平,有手术缝线瘢痕,故很容易刮破皮肤或刮出划痕,所以备皮时护士应动作轻柔,避免因皮肤准备工作不完善而延误手术。

2.术后护理

(1)接诊术后患者:人力要足够,3～4 人(根据患者的体重决定),动作要一致,保持脊柱在水平位,不要扭转。全麻未醒的患者给予平卧位,头偏向一侧。

(2)监测血压和脉搏:脊柱侧弯矫形术创伤大,出血量多,患者易发生血容量不足,因此术后要密切观察血压、脉搏的变化,切口有无渗血,引流液的量及性质,术后 1 日应复查血常规,必要时给予输血,以防发生失血性休克。

（3）注意呼吸音：应注意患者双肺的呼吸音，预防肺部并发症。

（4）观察下肢感觉和活动状况：脊柱侧弯矫正畸形的过程中，脊髓可能被牵拉或因缺血受损，出现神经症状，甚至瘫痪，如有严重活动障碍，双下肢麻木，疼痛难忍，立即告知医师。

（5）术后患者的翻身问题关系到手术的成败，必须引起每个护理人员的重视。应轴线翻身至身体与床面呈 45°的位置，身下垫软枕，防止脊柱上下部分反向扭转。更换时体位时，可以从左侧位 45°至平卧再至右侧位 45°；每 2 h 翻身 1 次，必须由护士操作，最好有两人同时进行。

（6）引流管护理：负压引力要适宜，妥善固定，保持引流通畅。引流量少于 50 mL/d，即可拔除引流管。

（7）晚期截瘫的防治：手术后 2～3 日，随着水肿高峰的出现，可造成晚期截瘫。因此，术后给予激素或脱水药治疗 1～2 日。

（8）术后 12～14 日切口拆线，患者下床后，即可给予石膏背心或使用脊柱支具外固定。打石膏后要注意听取患者的主诉，及时给予处理，预防发生石膏压疮。

（五）脊柱侧弯前路手术的围手术期护理

脊柱侧弯前路手术是经前路矫正胸腰段、腰段脊柱侧弯的方法。此类手术具有脊柱融合区域短、去旋转效果好等优点，目前已在世界范围内广泛应用。由于前路手术具有开胸等特殊性，术后护理既要保证脊柱内固定的稳定性，又要兼顾胸腹部手术后的护理，防止术后并发症的发生。因此，对护理的要求也从单一骨科专业提高到多科综合性护理的水平。

1.术前准备

脊柱侧弯前路手术前除一般的各种检查（血液学、影像学、肺功能、血气等）和脊柱手术前常规准备（牵引、备皮、床上用便器等）以外，应针对此类手术的特点，训练患者掌握正确的咳痰方法，侧卧呼吸及腹式呼吸的方法。术前应了解患者的足趾、双下肢的感觉、运动情况，以便与手术后做比较。除此以外，术前应做好心理护理及术前宣教，帮助患者了解手术经过、手术方法及手术后的效果，解除患者精神紧张；向患者讲明手术后的注意事项，并指导患者术后配合治疗的方法；同时让患者提出问题，护士尽可能地给予解答，以便使术后护理顺利进行，患者尽早康复。

2.术后护理

脊柱侧弯前路手术后护理，同一般脊柱矫形手术有许多共同点，这里仅介绍一些应特别注意的护理问题。

（1）一般护理：当患者返回病室时，首先应注意血压、心率、呼吸深度和频率、意识状况；保持脊柱水平位将患者搬于床上，有条不紊地管理好胸腔闭式引流管、尿管，保持其通畅。此类手术在腹部不放置引流，故腹膜后的出血、渗血不易估计，应密切观察生命体征的变化。此类手术在矫正侧弯的同时，可能会引起脊髓供血不足和脊髓牵拉，从而引起神经功能障碍，甚至截瘫。因此，应特别注意足及足趾的活动，皮肤感觉，尿道牵拉感觉（牵拉导尿管的检查），一旦发现异常，需紧急处理，否则难以恢复。此外，由于此类手术采取胸腹联合切口，手术创伤大，伤口疼痛剧烈，且大多有胸腔引流管，患者常采取习惯卧位（多卧向伤口对侧），即使是被动轴向翻身也不愿意，此时，护士在向患者说明此种卧位不利于引流的同时，应严格按时给予轴向翻身，每 2 小时翻身一次，防止压疮发生。

（2）胸部护理：脊柱手术护理有严格的体位要求,要保持脊柱在水平位,限制患者躯干的随意运动,但此类手术有开胸及胸部置胸腔引流管等胸部大手术的特点,却又不能采取胸外科手术后常采用的半坐卧位,否则会造成内固定物的断裂或脱出。因此,我们采取抬高床头 30°～40°(即床头垫高),使患者呈头高足低位,而又保持手术部位脊柱不弯曲。术后前 3 日开胸及胸腹联合切口侧置胸腔闭式引流,应特别注意引流效果,防止引流不畅而产生的血胸、脓胸。积极预防坠积性肺炎的发生,除应用预防性抗生素外,促使气道分泌物排出和肺膨胀也十分重要。利用手术切口侧在下方的侧卧位,此时切口不会产生幅度很大的牵拉,鼓励患者进行深呼吸咳嗽,尽量咳出分泌物;当手术切口侧在上的卧位时,嘱患者保持平稳呼吸,减少刺激,若此时有痰,应保护好伤口,轻轻拍背,帮助患者做有效的咳嗽,以避免因咳嗽引起剧烈疼痛,产生呼吸抑制。为促使排痰,还可使用超声雾化吸入湿化呼吸道,雾化液中加入庆大霉素及糜蛋白酶,以减轻分泌物的黏稠度,增加呼吸道抵抗力。

（3）腹部护理：由于此类手术主要操作在腹膜后进行,一侧腹肌切断,加上局部的渗血、淤血,手术后肠道功能可受到抑制,出现肠麻痹等一系列改变。这个时期的长短因术中刺激大小、腹膜后渗血情况及患者的个体差异而有别。脊柱手术患者术后需绝对卧床,因此应鼓励并帮助患者多活动四肢,尤其是下肢,多做四肢的伸屈活动;也可帮助患者做腹部按摩,促使肠道功能恢复,待肠蠕动恢复后方可解除禁食,然后由流质饮食逐渐过渡到普通饮食。在禁食期间,要计算液体出入量,以调节患者水、电解质的平衡,从而控制好输液速度。若进食 2～3 日仍无排便,可根据医嘱给予缓泻药,以解除便秘。

（六）出院指导

脊柱畸形矫治手术实施后并非治疗的结束,最终疗效还与出院后患者的自我维护有关。出院后注意事项如下。

1.1 个月上下床注意事项

下床时先俯卧,双脚着地后用两只手支撑在床上,保持上身直立姿势。上床时则反之。

2.注意两肩的高低

在家中安放一面大镜子,观察自己的双肩高度是否对称,努力使肩膀高度一致,头部位于躯干中央,纠正以往不良姿势。

3.活动

不要做上身前屈的动作,不能坐低沙发,上肢禁止提拉重物,尽量减少脊柱的活动(向前、向后、向两侧弯腰等)。石膏背心或脊柱支具固定。3 个月后可游泳,但不能跳水。半年内不能参与有接触性的体育活动(如各种球类活动等),9 个月内不骑自行车。1 年后可参加竞赛性体育活动如慢跑、骑自行车等。一年半至两年后可恢复正常生活,但应避免跳伞、过山车等冒险性体育活动。

4.职业选择

避免从事一些过度增加脊柱负荷的工作,如长途驾驶、搬运、体育教师。

5.内固定

内固定不是每人都要取出。如患者思想负担过重,或有其他情况如感染、有症状的断钉等则需将内固定取出。

6.随诊

出院后必须复查,1 年内每 3 个月复查 1 次,1 年后每 6 个月复查 1 次,2 年后每 3～5 年复查 1 次。

第四节　骨肿瘤

一、概述

骨肿瘤包括的范围较广,骨、软骨、纤维组织、脂肪组织、造血组织、神经组织等与骨骼系统相关组织的原发性良、恶性肿瘤或继发性肿瘤均包含在其中。除此之外,还包括了部分骨组织或其附属组织内的瘤样病损,这些瘤样病损严格来说不是肿瘤,或尚未确定其性质是否属于真正的肿瘤,如纤维结构不良、动脉瘤样骨囊肿、嗜酸性肉芽肿等。以总发病率排列,骨盆肿瘤在全部骨肿瘤中所占比例较小,但恶性肿瘤相对较多,以软骨肉瘤发病率最高,约占 30%,其次为转移性肿瘤、骨肉瘤、尤因肉瘤、脊索瘤、多发性骨髓瘤等。骨盆良性肿瘤中骨软骨瘤最多,其次为软骨瘤、骨瘤、神经纤维瘤等。骨盆瘤样病变以孤立性骨囊肿为多见,其次为嗜酸性肉芽肿、纤维结构不良、动脉瘤样骨肿瘤等。脊柱肿瘤可发生于脊柱的任何部位和任何组织,其中以侵犯胸椎为最多见,其次是腰椎、颈椎和骶骨。受累椎骨中,侵犯椎体为最多见,侵犯椎弓则较少。

(一)临床表现

1.疼痛

疼痛是骨肿瘤的一个主要症状,休息后不能缓解,由于外界刺激减少而夜间疼痛加重,尤其是恶性骨肿瘤夜间痛、静止痛更明显,是与创伤及炎症疾病造成的疼痛的主要区别。良性骨肿瘤病程多较为缓慢,疼痛不重或没有疼痛。恶性肿瘤早期即可发生疼痛,疼痛也可由于良性肿瘤压迫神经血管所致,并常见于肿瘤发生病理性骨折时。疼痛往往由轻到重,由间歇性到持续性。骨盆肿瘤可表现为不同部位、不同程度及不同性质的疼痛。

2.肿块

往往表现在肢体或躯干的异常隆起,需注意肿块部位、大小、局部温度、质地、边界、有无压痛、表面性质、活动度及其生长速度。肿瘤部位较浅者,肿块出现早,肿瘤部位深者则出现较晚。肿块出现可在疼痛之前或之后,一般局部肿块在疼痛一段时间后出现,恶性骨肿瘤常在疼痛之后出现肿块。恶性肿瘤生长迅速,病史常较短,增大的肿瘤可有皮温增高和静脉曲张,位于长骨骨端、干端者可有关节肿胀和活动障碍。位于盆腔的肿瘤可引起机械梗阻,有便秘与排尿困难。位于长管状骨骨内的成软骨细胞瘤可以引起关节肿胀、积液、血沉和血象的改变,需与急、慢性骨髓炎鉴别。颈背部触及肿块和脊柱畸形的出现时,应考虑到脊柱肿瘤。

3.发热

常见于恶性肿瘤,如骨肉瘤和尤因肉瘤,表现为发热及局部皮温升高、红肿并可伴体重下降、贫血等中毒症状。有时表现与急性血源性骨髓炎相似,用抗生素治疗后体温可暂时控制,应注意鉴别诊断。

4.功能障碍

由于肿瘤疼痛或占位,尤其是合并病理性骨折或脱位时,患者往往跛行明显或功能障碍,甚至完全不能行走。

5.病理性骨折

轻微外伤引起的病理性骨折往往成为最早的诊断依据。病理性骨折和单纯外伤骨折一样具有肿胀、疼痛、畸形和异常活动等,并没有特征性的改变。这也是骨肿瘤、骨转移瘤常见的并发症。

(二)影像学检查

1.放射线检查

放射线检查对明确骨肿瘤性质、种类、范围及决定治疗方针都能提供有价值的资料,是骨肿瘤重要的检查方法。然而 X 线片仅是骨肿瘤的投影,骨肿瘤的 X 线表现不恒定,需密切结合临床表现和病理检查,才能做出准确诊断。良性骨肿瘤形态规则,与周围正常骨组织界限清楚,以硬化边为界,骨皮质因膨胀而变薄,但仍保持完整,无骨膜反应,恶性肿瘤的影像不规则、边缘模糊不清,溶骨现象较明显,骨质破坏,变薄,断裂,缺失,原发性恶性肿瘤常出现骨膜反应,其形状可呈阳光放射状、葱皮样及科德曼(Codman)三角。

2.电子计算机断层扫描(CT)

CT 扫描主要用于观察躯干和肢体横切面。对组织密度改变高度敏感,分辨率较高,迅速安全,可在数毫米范围区分骨、肌肉、脂肪、主要血管和神经。

3.磁共振成像(MRI)

MRI 图像对骨肿瘤的血管及其供血动脉的显示非常清晰。能清晰显示邻近关节内及髓腔内的病变,有助于肿瘤的诊断、分期、手术方案的制定及术后的评价。

4.动脉造影

动脉造影对骨盆肿瘤是十分重要的,特别是数字减影技术(DSA),不仅可以勾画出骨盆肿瘤的大小、位置及其与周围组织的关系,而且可了解肿瘤的血供是否丰富。

(三)病理学检查

【活组织检查的方法】

1.术前穿刺活检术

穿刺活检方法简便,可以在局麻下进行,对组织损伤小,出血少,并发症也少,不影响早期的放疗和化疗。其适应证为:①临床上不能确诊的骨或软组织肿块,特别是难以确定是否为恶性肿瘤时,应及时活检,明确诊断。②诊断意见尚未统一,帮助选择手术方式。③因恶性肿瘤拟行截肢术者,虽然有完整的临床资料及 X 线片,仍需有病理检查证实无误,才能截肢。④脊柱部位的肿块位置深,解剖结构复杂,切开活检困难较大,可以采用穿刺活检,争取以小创伤来明确诊断。⑤侵犯骨髓的肿瘤,如淋巴瘤、骨髓瘤,可以通过骨髓穿刺明确诊断。

2.术前切开活检术

切开活检时术者能在直视下见到肿瘤,取材准确,正确诊断率可达 98 %。但对组织损伤大,在某些血运丰富的肿瘤,可引起肿瘤播散和感染的机会也相应增多。其适应证为:①临床上考虑为良性肿瘤或瘤样病变。②肿瘤生长在可以一次性完整切除的部位,如腓骨、肩胛骨体部、锁骨、肋骨等处,可将诊断性活检和治疗性切除结合起来,一次手术解决问题。③穿刺活检失败,必须明确肿瘤的性质。④怀疑为淋巴瘤、恶性淋巴瘤。

3.术中冷冻切片活检

少数病损只需做明确的手术切除而不做活组织检查。这样做若诊断有误,可能手术进行得不合适;它的优点是方便快速,良、恶性的定性基本准确,一次手术就能解决病痛。可以克服活组织检查可能引起的污染和播散,如软组织内污染和植入。

4.术后切除活检

分两种情况:①肿瘤较小、边界清楚、能够一次切除不致病变的,术前估计为良性病变或者恶性程度较低者,可以切除后直接送检,不必术中冰冻检查,缩短手术时间,减轻患者负担。②已经术前活检,术后切除的肿瘤标本常规送病理检查以进一步证实诊断。

【活组织检查的并发症】

骨折、血肿、感染、诊断遗漏或错误、肿瘤细胞扩散。

(四)实验室检查

1.外周血象

良性肿瘤、早期恶性肿瘤患者血常规检查及血沉均在正常范围内;晚期恶性肿瘤血沉可增快。

2.骨髓象

骨髓细胞学检查能协助诊断骨髓瘤,主要特征为骨髓中异常浆细胞增生并浸润骨骼及软组织。

3.血液生化

血清总蛋白正常值为 6~8 g/dL,当≥8 g/dL 为高蛋白血症,常见于恶性淋巴瘤、多发性骨髓瘤;当≤6 g/dL 为低蛋白血症,常见于恶病质患者。

(五)治疗

1.手术

用于良性肿瘤的主要术式:肿瘤刮除填充术、肿瘤切除术。

用于恶性肿瘤的主要术式:肿瘤截除术、截肢术、异体骨关节移植术、瘤骨灭活再植入手术、人工假体与复合人工假体。

骨盆肿瘤切除术:骶尾骨肿瘤切除术;髂骨、耻骨、坐骨肿瘤切除术;半骨盆切除。

2.化学疗法

分全身化疗、局部化疗,常用的药物有阿霉素及大剂量氨甲蝶呤及顺铂。①强调术前化疗的重要性。增加术前化疗次数,一般为 6 次或更多,术前化疗时间都在 8 周以上。②根据切除肿瘤坏死率的高低,决定术后化疗方案。坏死率在 90 % 以上者,继续术前化疗方案,坏死率在90 % 以下者需更改术前化疗方案。

3.放射疗法

放疗适用对放疗敏感的肿瘤,如尤因肉瘤;恶性肿瘤行广泛性切除后,局部辅助性放疗;术前放疗,使肿瘤缩小,为保肢创造条件;肿瘤失去手术时机,采取姑息性治疗;转移性骨肿瘤。在治疗初期,可能出现放射性皮炎,手术伤口或皮肤边缘坏死,深部愈合延迟。

4.微波治疗

在肿瘤与正常组织之间置入特制的循环水降温袋,将病灶部位和正常的软组织分离,使正常组织不受影响,然后在肿瘤组织内插入微波阵列天线原位灭活,再刮除灭活的肿瘤组织,最后用骨水泥和异体骨粉按1∶1混合,加压填入骨缺损处,并选择适当的内固定,重建骨结构。

5.免疫治疗

包括非特异性免疫治疗、主动性免疫疗法、过继性免疫疗法、单克隆抗体及其偶联物的特异性导向疗法。

6.基因治疗

包括细胞因子基因疗法、造血干细胞介导的基因疗法、"自杀"基因疗法、抑癌基因疗法。

7.介入性治疗

分经血管性和非经血管性介入治疗。

二、常见骨肿瘤及一般护理

骨肿瘤一般可分为良性的和恶性的,恶性的又分为原发性的和继发性的两种。各种骨肿瘤都有一定的好发部位,一般来说,骨肿瘤好发于同类细胞生长最活跃的部位。如与软骨有关的肿瘤,多发在骨骺和干骺端,尤因肉瘤和骨髓瘤等,多发生于骨干或近骨干的干骺端,手部多见软骨瘤,扁骨多见骨髓瘤。脊柱多发生转移瘤,骶尾部以脊索瘤、畸胎瘤多见。任何年龄都可发生骨肿瘤,但在不同年龄期内往往有好发某类肿瘤的倾向。例如:婴儿以急性白血病与神经母细胞瘤常见;少年以尤因肉瘤多见;青年好发成骨肉瘤;成年人多发生巨细胞瘤、软骨肉瘤、血管肉瘤及纤维肉瘤等。老年人多发生转移瘤及骨髓瘤。

骨肿瘤对患者的身心健康危害很大,尤其是恶性肿瘤,病情发展快,组织破坏力强、易转移、病死率高。此外,肿瘤治疗过程持续时间过长,对患者全身及局部的损伤较大,常常造成患者躯体外观上的改变和遗留残疾,肿瘤的发展或治疗本身可能造成生活自理能力下降。恶性肿瘤的晚期不仅疼痛、顽固,患者极度痛苦,还常常表现出全身衰竭和恶病质,恶性肿瘤转移早、病死率高,绝大多数患者在明确诊断后即表现出对死亡的恐惧、焦躁、焦虑不安、忧郁的心理。因此,对骨肿瘤患者的护理非常重要。

(一)心理护理

恶性骨肿瘤的手术多为截肢或广泛切除的肢体重建,这不仅影响肢体功能,且常常改变肢体的外观,加上化疗与放疗的不良反应,常给患者带来沉重的心理负担,甚至失去生活的信心。转移性骨肿瘤的患者晚期出现恶病质和全身衰竭,患者极度痛苦、恐惧。因此,护士需具有深厚的同情心,充分理解患者恐惧、悲观的心理,多关心患者,给予足够的安慰、支持和鼓励,消除其消极的心理反应,保持情绪稳定,使之积极配合治疗,乐观地对待疾病和人生。

(二)肿瘤治疗阶段的护理

目前,恶性肿瘤的治疗方案主要有手术治疗、化学治疗、放射治疗、免疫治疗、中医治疗、对症治疗、支持疗法等。在任何阶段,患者无论选择何种治疗方案,护士都应与患者及其家属保持沟通,不断为他们提供有关信息,并且要让他们了解和知道有关治疗的不良反应、减轻或预防不良反应的方法等知识。通过这些方式来提高患者的自我控制和处理症状的能力。目前治疗肿瘤的方法很多,同时相伴的是大量潜在的不良反应,护士要协助医师合理选择适合个体的治疗方案,提供感情支持,让患者能顺利通过诊断、治疗,制订适合个体的整体护理计划,熟练掌握治疗骨肿瘤的新技术、各种仪器的使用方法、新药的临床应用。对患者及其家属进行健康教育,使之能对治疗中出现的不良反应做出适当的处理。在工作中明确哪些是必须做的,及时解决患者接受治疗的需要。掌握疼痛护理的方法,提高患者的生活质量,根据每个患者的情况分别对待,随时对患者提供心理护理,缓解患者的不良情绪,帮助患者认识并熟记各种治疗的作用、不良反应及减轻不良反应的方法。

以上护理措施说明,护士不是被动地执行医嘱,做一些重复的机械动作,而是全程治疗中的主导者。

(三)肿瘤康复阶段的护理

随着早期发展、早期诊断、早期治疗的进展,患者的康复护理被提到日程上来,但恶性肿瘤患者的康复较其他科系患者的康复,其心理因素和社会因素更复杂。一系列的康复项目等待护士耐心地有计划地、有步骤地一一实施,具体护理目标与措施如下表(表5-1)。

表 5-1　骨肿瘤康复护理目标与措施

护理目标	护理措施
减轻焦虑和压抑的心理应激	采取保护性措施,并照顾好患者家属,减轻他们的心理反应
促进患者对生存环境的再适应	早期预计个体患者的生理改变,有针对地预防和处理
帮助患者达到最大程度的康复	让患者参加各种健康知识讲座,如咨询与治疗性小组、教育与讨论性小组等,有助于帮助患者及其家属减轻不良反应、情绪反应
恢复自我应付、自我控制、自我护理能力	调节患者与家庭成员之间的"平衡"
帮助患者最大限度地调整和适应因肿瘤或治疗所致的生理性改变,使患者恢复到正常生理状态	通过收集患者的生理改变的情况,与有关部门一起进行合理调节食欲缺乏,与营养师配合,进行调节等改变

(四)肿瘤晚期阶段的临终关怀与护理

临终关怀是在患者生命的最后几个月、几周或几天里接受的关怀与照料,临终关怀是随着人类文明发展的进程,科学地对待生命过程包括死亡过程而新兴的一门学科,也是肿瘤与护理研究的重大课题。随着生存时间的缩短,加上诊疗过程的不良反应与难以忍受的疼痛,患者变得焦虑不安,甚至导致自我控制能力差、生物节律紊乱、疲劳等,而对晚期肿瘤患者实施临终关怀的目的就是让患者在有生的日子里过得更有意义、更舒适,使他们能有尊严地、安详地死去,同时,对患者家属进行关怀,帮助家属适应将要失去亲人这一事实,为患者及其家属提供全面的关怀与照顾,这种综合性、全方位的保健服务充分体现了现代生物、心理、社会医学模式的内涵和人类文明与社会道德的进展。具体措施如下。

【严密监护】

临终患者的病情随时都有可能恶化,护士要准确迅速地进行各项监测,即时做出正确判断和处理。监护内容有以下几项。

1.一般情况

生命体征、瞳孔、尿量、脏器功能、营养、大小便、皮肤、睡眠等。

2.性格行为

精神状态、心情烦闷、孤独少语、易怒、任性。

3.异常心理反应

悲观厌世、挑剔、敌意、抵触情绪、逆反心理、易情绪激动等。

4.实验室检查

肝功能、肾功能、尿常规、血常规、电解质、酸碱代谢、免疫变化等。

【控制疼痛,减轻症状】

根据有关文献报道,87 ％的晚期肿瘤患者主诉疼痛,疼痛不仅影响患者的饮食、睡眠、活动,还可以改变患者的情绪,加重患者的病情。因此当患者入院时,护士就应该告诉患者如何有效地缓解疼痛,必要时将方法介绍给患者,如运用逐步放松法、冷热敷法、按摩法等来缓解疼痛,然后再配合药物控制、手术、麻醉药的应用,以最终达到解除患者疼痛的目的。我们应该正确评估患者疼痛的程度,良好评估疼痛的基础是患者的主观感觉。目前无一种可靠的仪器能客观反映疼痛的程度,所以患者的疼痛报告是判断疼痛唯一可靠的参照。护士应仔细学习如何测量疼痛,使用疼痛测量法,并形成常规。当患者疼痛未缓解时,要像观察发热那样观察。对于疼痛明显的患者我们可以用药物治疗控制癌痛。

用药原则:WHO 制定的 3 阶梯药物治疗癌痛。即第 1 个阶段用阿司匹林 250 mg,每日 2 次,口服,或 500 mg,每晚 1 次;第 2 阶段用可待因和阿司匹林共服;第 3 阶段是用以吗啡为主的阿片类药物。目前的方法是先用非麻醉药,如非类固醇类抗炎药物,然后用弱效麻醉药,最后选用强效麻醉药与复合止痛药联合使用;常用药物及方法如下:布洛芬 60 mg,与美沙酮(美散痛)2.5～5 mg 联合口服给药;吗啡,可口服也可肌内注射、静脉用药等,任何给药途径,均代谢迅速完全而又经济,止痛效果好,所以常被选用。给药方法:选用立即释放吗啡制剂,4 小时给药 1 次,每次 5～20 mg 口服,可使患者尽快入睡。大剂量吗啡止痛,可较好地缓解严重的急慢性疼痛,应根据具体情况区别应用。此外还可使用中药止痛搽剂。

方剂组成:延胡索、丹参、乌药、重楼、土鳖虫、血竭、冰片,用 75 ％乙醇浸泡过滤后将药物浓度调到每毫升含生药 1 g。其止痛原理为延胡索、丹参、乌药可引气,丹参、土鳖虫、血竭可治血,重楼能消肿且能息风定惊;冰片可开窍醒神,丹参有养血安神、镇静、抗焦虑的作用,可增强止痛效果。延胡索、丹参、冰片、血竭均为归心经药,可保护神经系统,减轻癌痛的不良刺激。护理要求为:洗净患者的疼痛部位,用棉签蘸取中药涂于疼痛皮肤处,用药面积要大于疼痛周边 2～3 cm,每日涂药 3 或 4 次,见效后可连续使用,若连用 2 日无效后可停止使用,一般无疗程限制,注意涂药时间用力要轻,以免擦伤皮肤或致肿瘤破溃出血。此方法简便、安全、有效、作用发挥快,易被患者接受。

另外可以利用行为疗法治疗癌痛,包括以下 8 种。

1.生物反馈

通过机器让患者本人感觉到自主神经系统的反射,包括体温、脉搏、血压、心电图等,通过附加自发反应条件,用意志来控制功能。

2.催眠疗法

相信肿瘤已从体内消失,可以减轻患者疼痛的反应、感觉。

3.按摩疗法

用双手按摩患者的全身,从上到下,一般每次按摩 20～30 分钟,每日 1 次,使患者注意力分散,达到缓解疼痛的目的。

4.改变姿势

每 2 小时变换一下体位,减少局部受机会,减轻疼痛。

5.热敷疗法

可使局部血管扩张,有助于减轻疼痛。

6.图像疗法

通过交谈设计成图像,给提供患者控制疼痛的感觉,也可减少止痛药物的用量。疼痛是患者个人主观上的反应,每个患者对疼痛的耐受能力也各有差异,并且情绪的变化、心理障碍和社会因素也可诱发疼痛。对此,医护人员不但要掌握控制疼痛的技术,同时还要准确掌握疼痛的程度和原因,还应尊重每位疼痛患者的个性、特性,在不同的方法治疗疼痛的同时,有效地做好心理护理也是非常重要的,并且护士应与患者、家属共同对解除疼痛的方案进行定期评估和确定,以达到肿瘤患者无疼痛。

7.心理护理

不同的患者面临死亡时往往有着不同的需求,护理人员要尽可能地满足患者的要求,要最大限度地减轻其精神和身体的痛苦,使其平静安详地离开人间,这其中重要的一环就是做好心理护理。详细、耐心地观察患者在临终前的各种需要,及时给予心理护理与支持。

(1)求生欲望:耐心听取患者的倾诉,赞扬、鼓励患者,安慰患者,允许家属陪伴和专人守护患者,同时采取各种措施来满足患者的治疗需求,如药物、按摩、音乐、文娱活动等,使患者有安全感,感到自己仍被关注。

(2)心事未了:了解患者的心事,尽力协助他们合理解决,并动员其单位、家庭尽一切力量解决患者的实际困难,使患者心情舒畅。

(3)恐惧死亡:将患者与生命垂危的患者隔离,尽量减少恶性刺激,提供一个安静的环境。

(4)精神寄托:尽量尊重患者的临终要求,若有不妥要求,不要批评、埋怨,应当表示同情与理解,并向其家属说明。

(5)建立良好的护患关系:调整患者的心理状态。当死亡不可避免地要来临时,患者所承受的心理压力、孤独、痛苦更加沉重,也更加希望与人亲近。护理人员应深知这一点,要允许最亲密的人日夜陪伴着患者,允许探视,尽力创造出患者喜欢的环境,使患者感到人间的温暖和情谊,给患者坚强的心理支持。

(6)生活护理:护理人员对临终患者的一切生活护理都应一丝不苟。我们首先要创造一个舒适的休息环境,增加患者的生活内容和乐趣,以转移患者对疾病和死亡的注意力和减轻其恐惧感。做好预防和症状的控制,加强口腔护理、皮肤护理,及时处理恶心、呕吐、便秘、腹泻、压疮等症状,增加营养,做好给氧、活动、睡眠等的护理。指导其家属掌握有关的皮肤护理知识,给患者创造良好的离别气氛。按照患者的饮食习惯调节膳食的花样,鼓励患者自食,给予助消化药、止吐药,必要时用人工方法补充患者的营养需求。进食前后做好口腔护理。

(7)音乐疗法:音乐疗法主要是缓解晚期癌痛的辅助疗法,音乐疗法不仅使人身体放松、疼痛缓解,还可使患者心情平静和得到安慰,促进与周围人的交流。此疗法可分为 3 个阶段:第 1 阶段了解患者的音乐爱好,选择患者喜欢的音乐来欣赏;第 2 阶段放下室内窗帘,调暗灯光,让患者闭上双眼,身心放松,然后让其陶醉其中;第 3 阶段听完音乐后,护士和患者共同评价音乐疗法的效果。

8.护士的作用

临终关怀病房的护士,为了满足患者的需要,要按具体情况制订护理计划,以满足患者生理、心理的需要。

护士必备的条件:临终关怀病房的护士要具备临床工作者、多方协调者、教育者及倾听者等多种角色。要经过严格的专业训练,内容有临终患者的心理与行为、临终死亡过程、疼痛控制与止痛、悲痛过程与缓解、心理支持与伦理道德、宗教法律、家庭问题的处理等。护士还要具有高尚的职业道德,极富同情心和敬业精神,熟练掌握专业知识和专业技能,有较强的独立分析和处理问题的能力,有较强的社会技能,对生命和人的价值有着较深层的认识。

三、骨肿瘤的护理

骨肿瘤的围手术期护理依据治疗方法:术前化疗、截肢、保肢手术等展开。

(一)化学治疗的护理

分全身化疗、局部化疗,常用的药物有阿霉素及大剂量氨甲蝶呤(MTX),但药物的作用选择性不强,肿瘤细胞在分裂周期中不同步,都影响化疗的效果。免疫疗法:目前仍停留在非特异性免疫治疗阶段,因肿瘤抗原是一个复杂的问题,还没有理想的特异性免疫疗法。干扰素也在不断扩大应用范围,但其来源有限,还不能广为应用。放疗方法对骨肿瘤的治疗只能作为一种辅助治疗,目前也有一些改进(如快中子、射频等的作用)。化疗:20 世纪 70 年代初应用大剂量氨甲蝶呤及甲酰四氢叶酸解救治疗骨肉瘤的化疗方案,使生存率增加,能控制病灶转移及疾病发展。术前化疗可实施大剂量氨甲蝶呤加甲酰四氢叶酸(CF),并重复 3 次的化疗方案。

化疗护理:由于手术前后需采用大计量 MTX 及 CF 解救化疗,常出现严重骨髓抑制、消化道黏膜出血及肝肾功能障碍等不良反应。

1.化疗前相关检查

包括心、肺、肝、肾、血等检查,适当给予营养支持疗法,保证化疗方案实施。大剂量化疗期间应注意水肿和使尿液碱化。每日饮水及输液量在 3 000 mL 左右,每日尿量大于 3 000 mL,若少于 600 mL.即有肾衰竭可能。在水化的同时必须使尿液碱化,每日口服碱性药如苏打和别嘌醇,随时监测尿 pH,一般保持 pH 在 6.5 以上,如 pH 小于 6,必要时补充苏打或静滴 5 ％碳酸氢钠 250 mL。化疗期间遵医嘱按时给患者注入解毒药,注意剂量准确,严格交接班。

2.放疗护理病情观察

一般患者,每日测体温、脉搏、呼吸各 1 次。体温超过 37.5℃时,每日测体温 4 次至体温正常 3 日止。每日测体温 1 次,以了解患者的全身情况及药物反应。同时根据体重计算化疗药物的剂量。

3.口腔护理

由于化疗药物的不良反应,影响口腔黏膜的改变,细菌趁机在口腔内繁殖,导致口腔感染。化疗期间嘱患者勤饮水,早晚各刷牙1次。根据病情可用2%～4%硼酸水或1%过氧化氢溶液漱口,每日4次;如有溃疡用1%甲紫涂患处;真菌感染者,用3%碳酸氢钠溶液漱口或使用制菌霉素粉涂患处,每日2～3次。

4.皮肤护理

经常保持床铺整洁、干燥,保持皮肤清洁,经常按摩皮肤受压部位,防止压疮发生。

5.发热护理

遵医嘱用药,如有感染,使用抗生素,发热39℃以上者物理降温,同时鼓励患者多饮水。

6.静脉保护

长期化疗患者需要长期反复地从静脉给药,故护理人员在对患者进行治疗时,应有计划地选择穿刺部位,从患者的远端至近端;由小静脉至大静脉,每次变换注射部位,以免阻塞造成以后穿刺困难。静脉注射有刺激性药物时,避免将药液带到皮下,静脉注射时不移动针头,以免刺破血管壁导致药液外渗,拔出针头后应在局部按压3～5分钟,不要揉局部,以免血液从针眼漏出形成瘀斑而影响以后穿刺。

7.饮食疗法

为了预防呕吐、恶心,止吐必须连用72小时,即使没有症状出现也如此,在化疗前24小时及化疗后72小时避免食用香浓、辛辣、油腻性食物。少食多餐,恶心时不要勉强进食,尽量避免食用有使患者不愉快的味道的食物,饭前、饭后及睡前均应刷牙。嘱患者最好在用化疗药的当日早晨7:00之前进食高质量的早餐,化疗后4小时内最好不进食。肿瘤患者身体消耗大,需要足够的营养来补充,加之化疗期间药物反应而引起恶心、呕吐、食欲缺乏,应选择高热量、高蛋白质、高维生素、低脂肪为佳,如新鲜鱼、肉、蛋、豆制品及富含维生素的水果、蔬菜等。经常变换食谱,同时还必须给患者创造良好的进食环境及条件。少食多餐,忌辛辣及烟酒。

8.化疗反应

化疗药物常引起消化道反应,护理人员视情况给予心理护理、中药止吐、音乐止吐、西药止吐等方法。此外,还可在用药期间出现独特的不良反应:脱发、出血性膀胱炎、周围神经炎、发热、寒战、肺炎、肺纤维化、心肌损害等。如症状轻微可做好心理护理。使患者坚持治疗;如不良反应较重,要立即报告医师及时处理。

9.其他护理

患者因治疗需要必须卧床,护士应主动实施床旁护理,包括协助进食、饮水、排便、清洁等,以满足患者的基本需要,消除其无助感。另外患者存在极大的心理压力和悲观失望的心理,担心术后肢体功能不能恢复,情绪低落甚至失去治疗信心。护理人员应关心、安慰、鼓励患者,执行一切护理治疗操作以减轻患者痛苦为前提,动作轻柔,保持患肢功能位置。并注意讲话方式,绝不在患者面前对预后作不良判断。稳定其情绪,减轻其痛苦,使患者以良好的心理状态配合治疗。

（二）人工肱骨头置换术护理

【术前护理】

1.心理护理

患者在获悉自己患恶性肿瘤后，都感到非常震惊和悲哀。虽然恶性肿瘤保肢术的发展给患者带来了福音，但对手术、介入治疗的恐惧及预后的担忧，仍使患者烦躁不安。针对患者的心理问题，我们采取支持诱导性护理措施，以信任、尊重的语言方式与患者交谈，使其感到自己被重视。在患者入院后，详细向其介绍手术、介入治疗的目的、方法，治疗期间如何配合及可能出现的问题和缓解方法，使患者了解有关疾病的治疗、护理及保健等知识。介绍以往成功治愈病例的情况，增强患者战胜疾病的信心，同时还做好家属工作，劝其勿在患者面前流露不安情绪，并要关心、体贴和安慰患者，减轻患者的心理负担，使患者积极配合治疗及护理。

2.肌力训练

患者因肿瘤引起慢性疼痛，患肢长期处于相对制动状态，肌肉代谢活动减退，导致肌肉轻度萎缩。为提高患肢肌力，减轻肌肉萎缩，为术后康复做准备，我们术前指导和督促患者做患肢握拳、腕关节、肘关节的屈伸、旋前、旋后及肩关节内收、外展等运动，每日 5 次，每次 3～5 分钟。由于患肢有肿瘤病灶存在，切勿对肿瘤部位拍打、按摩，患侧肩关节活动也不可过剧，以免促进肿瘤的扩散。

3.术前准备

由于患者术后早期未能下床活动，指导患者做深呼吸和有效的咳嗽、咳痰，训练床上大小便。为预防术后感染，术前 3 日应用抗生素，术前 1 日将术侧上肢、躯干、腋下毛发剃洗干净，备皮时注意防止损伤皮肤。

【术后护理】

1.病情观察

因该手术术野范围广，手术过程有可能损伤神经、血管，加上肱骨头的置换手术时间长，失血多，容易引起术后缺血、缺氧、术肢麻木和血运障碍，甚至低血容量性休克等并发症，因此术后必须严密观察患者神志、生命体征和非创伤性血氧饱和度以及术肢皮温、颜色、感觉、运动的变化，同时观察切口是否有活动性出血和负压引流管引流液的颜色、量的变化，一般伤口引流量 24 小时＜200 mL。以上观察若发现异常应及时报告医师处理。

2.预防肩关节脱位

由于早期置换的肱骨头周围的软组织尚未修复，关节未稳定，如患者体位不正确，肢体活动不当，均可造成术侧肩关节脱位。术后以平卧位、半卧位或健侧卧位为宜，保持术肩中立位，术肢屈肘 90°，予三角巾悬吊于胸前，上臂垫软枕，使患者感到舒适，绝对禁止术侧卧位，因为术侧卧位会造成置换的肩关节局部受压，引发杠杆作用，导致肩关节前脱位。嘱咐患者术肢始终禁止激烈活动及大幅度投掷、挥动手臂，以免引起术侧肩关节脱位、假体松动甚至折断。

3.预防感染

感染是保肢手术后最凶险的并发症，一旦发生常需截肢。其原因可能与化疗降低患者的抵抗力、肿瘤局部切除后的大段骨缺损、植入物的异物反应、局部的软组织包盖欠佳、血肿及操作过程的污染等有关。因此，预防感染的关键除术前做好预防措施和术中严格止血、无菌外，术后还必须做好以下工作：

（1）各项操作严格无菌，保持负压引流管的通畅，倒引流液或更换负压瓶时防止液体逆流。

（2）保持伤口敷料的干燥、清洁，密切观察伤口周围局部是否隆起，发现异常及时报告医师处理，防止伤口积液。

（3）术后遵医嘱应用抗生素，并根据抗生素的半衰期合理安排静脉输入。

（4）加强营养，增强体质，鼓励患者进食高蛋白、高维生素等营养丰富的食物，食欲欠佳时从静脉输入人体白蛋白、氨基酸等以提高患者的抗病能力。另外，做好皮肤护理，鼓励患者定时做深呼吸和有效咳嗽、咳痰，预防压疮和坠积性肺炎。

4.功能锻炼

首先向患者说明功能锻炼的重要性及讲解术后功能锻炼的程序，以取得患者的配合。

（1）手术当日麻醉清醒后即指导患者在胸前固定位做握拳、松拳及腕关节屈伸主动练习1～2次，每次2～3分钟，以后逐渐增加活动次数和活动量，直至每日5～6次，每次10分钟。

（2）1周后进行钟摆式运动，开始时健肢协助做术肢外展、内收、向前往后摆动被动练习，然后逐渐过渡为主动活动。

（3）第3周起除加强钟摆式主动活动外，还做肩内旋、外旋练习，并逐渐增加肩外展、后伸和外旋的抗阻力主动练习。

（4）第6周后去除上肢三角带，弯腰90°，术肢自然下垂，做耸肩活动，并增加肩前屈、外展、后伸、内旋和外旋的抗阻力主动练习。功能锻炼原则以主动活动为主，循序渐进，活动范围以不引起术肩疼痛或术肩略感疼痛为宜。

（三）截肢术后护理

【生命体征的观察】

术后15～30分钟实行监测生命体征1次，平稳后改为每2～4小时监测1次，观察有无残端出血，为防止股动脉出血，床旁备野战止血带。

【伤口疼痛及局部的观察】

疼痛一直被认为是术后影响舒适的主要原因。采取术后留置硬膜外镇痛泵止痛，根据疼痛程度调节药量，以确保患者达到有效镇痛作用，术后48小时拔除镇痛泵，并告诉患者轻微疼痛属正常现象，指导其分散注意力技巧：听音乐、看电视等，以减轻疼痛。术后常规残端伤口留负压球引流并保持负压球有效负压状态，避免折叠、扭曲，注意伤口敷料渗血，引流量的色、质、量并详细记录，术后1～2小时内出血量一般在200 mL，如术后10～12小时内持续出血量超过1 000 mL要及时报告医师，及时处理。

【正确的体位护理】

术后去枕平卧6小时、动脉造影患侧直腿制动12小时，穿刺口用2 kg沙袋压迫止血4小时，同时严密观察患侧血运、感觉、活动、穿刺口局部渗血情况。术后抬高残肢20～30 cm不超过2日，并保持残肢在伸展位或功能位，两腿之间忌放枕，更不要把残端放在拐杖的手柄上，因为截肢后肌肉力量不平衡，下肢截断部位以上的关节，常易发生屈曲外展畸形，可严重影响以后安装假肢。因此，术后固定或包扎患肢时，应维持截肢残端于伸展位，保持残端于功能位，即使为防止出血或肿胀而垫高患肢，2日后要尽快放平。

【截肢术后残端训练】

残端伤口无发热、无出血或渗液、无局部红肿、无剧烈疼痛时，即可进行功能锻炼。内容包括：①取平卧位，残端肌肉自然放松，用弹性绷带每日包扎 4 次，每次 15～20 分钟，并对残端给予均匀的压迫，以促进残端软组织收缩。②对残端进行按摩、拍打，每次 50 下，每日 3 次。③每日俯卧 2 次以上，每次 30 分钟以上，俯卧时腹部及大腿下放一软枕，嘱患者用力下压软枕，以增强伸肌肌力。在两腿间放一枕，残肢可向内挤压，以增强内收肌肌力，防止外展挛缩。

【出院指导】

(1)嘱患者对残端给予经常和均匀的压迫，促使残端软组织收缩，另外可对残端进行按摩、拍打。用残端踩蹬，由软到硬，并逐渐增加残端负重，通常残肢于 2～3 个月缩至原来肢体的大小以适合穿戴假肢。

(2)指导患者每日用中性肥皂清洗残端，但不能浸泡或在残端上涂擦冷霜或油，以免软化残端的皮肤，也不可擦酒精，以免皮肤干裂。

(3)如伤口裂开，嘱患者忌在残端上贴胶布，以免撕掉时和刺激皮肤时造成糜烂。

参考文献

[1] 郭雯雯.新编护理技术实践[M].天津:天津科学技术出版社,2019.

[2] 李姣.现代护理技术与实践[M].长春:吉林科学技术出版社,2019.

[3] 王姗姗,曹丽华,陶阳,等.护理实践与技术[M].天津:天津科学技术出版社,2019.

[4] 庄莉.专科护理技术与操作实践[M].长春:吉林大学出版社,2019.

[5] 夏五妹,王娟,谭雪梅,等.现代基础护理技术与临床实践[M].开封:河南大学出版社,2019.

[6] 林静.新编临床护理技术与操作实践[M].哈尔滨:黑龙江科学技术出版社,2019.

[7] 陈营,等.全科临床护理实践技术[M].长沙:湖南科学技术出版社,2019.

[8] 赵珊.现代实用护理技术与临床实践[M].长春:吉林科学技术出版社,2019.

[9] 张文燕,冯英,柳国芳,等.护理临床实践[M].青岛:中国海洋大学出版社,2019.

[10] 张秋平,等.现代临床护理实践[M].上海:上海交通大学出版社,2018.

[11] 刘丹,等.护理基础与临床实践[M].天津:天津科学技术出版社,2019.

[12] 王丽萍.现代护理实践与护理技能[M].天津:天津科学技术出版社,2019.

[13] 李建萍.精编护理学理论与实践[M].长春:吉林科学技术出版社,2019.

[14] 赵风琴.现代临床内科护理与实践[M].汕头:汕头大学出版社,2019.

[15] 周春美,陈焕芬.基础护理技术[M].北京:人民卫生出版社,2016.

[16] 耿雪峰,等.新编临床护理技术[M].长春:吉林大学出版社,2019.

[17] 方习红,赵春苗,高莹.临床护理实践[M].长春:吉林科学技术出版社,1980.

[18] 张莉.新编护理临床实践[M].长春:吉林大学出版社,2019.

[19] 韩中华,等.临床护理实践与规范[M].天津:天津科学技术出版社,2019.

[20] 翟恩玉.现代临床护理实践[M].天津:天津科学技术出版社,2019.

[21] 周立兰,黄贵枝,肖琼,等.现代临床护理理论与实践[M].开封:河南大学出版社,2019.

[22] 李冉,等.实用临床护理理论与实践[M].北京:中国纺织出版社有限公司,2019.

[23] 周华艳.新编临床护理理论与实践[M].昆明:云南科技出版社,2019.

[24] 刘萍,等.内科临床护理技能实践[M].汕头:汕头大学出版社,2019.